essentials

essentials liefern aktuelles Wissen in konzentrierter Form. Die Essenz dessen, worauf es als „State-of-the-Art" in der gegenwärtigen Fachdiskussion oder in der Praxis ankommt. *essentials* informieren schnell, unkompliziert und verständlich

- als Einführung in ein aktuelles Thema aus Ihrem Fachgebiet
- als Einstieg in ein für Sie noch unbekanntes Themenfeld
- als Einblick, um zum Thema mitreden zu können

Die Bücher in elektronischer und gedruckter Form bringen das Fachwissen von Springerautor*innen kompakt zur Darstellung. Sie sind besonders für die Nutzung als eBook auf Tablet-PCs, eBook-Readern und Smartphones geeignet. *essentials* sind Wissensbausteine aus den Wirtschafts-, Sozial- und Geisteswissenschaften, aus Technik und Naturwissenschaften sowie aus Medizin, Psychologie und Gesundheitsberufen. Von renommierten Autor*innen aller Springer-Verlagsmarken.

Marianne Röbl-Mathieu ·
Ariane Kunstein

Impfung bei Frauen

Ein Leitfaden für Gynäkologie und
Hausarztpraxis

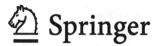 Springer

Marianne Röbl-Mathieu
Praxisgemeinschaft Frauenärzte
München, Deutschland

Ariane Kunstein
Praxisgemeinschaft Frauenärzte
München, Deutschland

ISSN 2197-6708   ISSN 2197-6716   (electronic)
essentials
ISBN 978-3-662-68009-4   ISBN 978-3-662-68010-0   (eBook)
https://doi.org/10.1007/978-3-662-68010-0

Die Deutsche Nationalbibliothek verzeichnet diese Publikation in der Deutschen Nationalbibliografie; detaillierte bibliografische Daten sind im Internet über http://dnb.d-nb.de abrufbar.

Planung/Lektorat: Christine Lerche
Springer ist ein Imprint der eingetragenen Gesellschaft Springer-Verlag GmbH, DE und ist ein Teil von Springer Nature.
Die Anschrift der Gesellschaft ist: Heidelberger Platz 3, 14197 Berlin, Germany

Das Papier dieses Produkts ist recyclebar.

Was Sie in diesem *essential* finden können

- Einen Überblick über Grundlagen und praktische Aspekte des Impfens in der Arztpraxis auf Basis der Empfehlungen der Ständigen Impfkommission (STIKO)
- Eine Beschreibung der immunologischen Hintergründe des Impfens mit Fokus auf Phasen „physiologischer Immundefizienz" und frauenspezifischer Besonderheiten
- Ausführungen zur Plazenta als immunologisch aktives Organ und ihrer diesbezüglichen Rolle bei Impfungen in der Schwangerschaft
- Eine Charakterisierung der beschriebenen Zielkrankheiten
- Eine Darstellung der Bedeutung des zeitgerechten Impfens in jeder Lebensphase für die Gesundheit der Frau, ihrer Nachkommen und ihres persönlichen Umfelds

Vorwort

In den 1980er Jahren entdeckte die US-amerikanische Kardiologin Marianne Legato Unterschiede zwischen Männern und Frauen bei Herzerkrankungen, die sie in ihrem Buch „Evas Rippe" der Öffentlichkeit vorstellte. Das war der Startschuss für die Entwicklung der Gendermedizin. Allerdings scheint sich diese Erkenntnis überraschenderweise im Hinblick auf andere Krankheiten, insbesondere Infektionskrankheiten, noch nicht etabliert zu haben. Dabei unterscheiden sich Männer und Frauen auch in ihrer Empfänglichkeit für Infektionskrankheiten und ihren immunologischen Antworten sowohl auf fremde als auch auf körpereigene Antigene. So ließen sich auch im Verlauf der Coronapandemie bereits zu einem frühen Zeitpunkt deutliche Unterschiede des Infektionsgeschehens und Krankheitsverlaufs bei Männern und Frauen feststellen sowie geschlechtsspezifisch unterschiedliche Reaktionen auf die COVID 19-Impfstoffe. Mit COVID 19 infizierte Männer hatten ein dreifach erhöhtes Risiko für intensivmedizinische Behandlung und ein erhöhtes Risiko zu versterben.

Mit der Verfügbarkeit neuer Impfstoffe und von Daten zur Krankheitslast gewinnen Impfungen auch im Erwachsenenalter zunehmend an Bedeutung. Mit steigendem Alter erhöht sich die Anfälligkeit für bestimmte Infektionserkrankungen und / oder das mit ihnen einhergehende Komplikationsrisiko. Aber auch das Vorliegen bestimmter Grunderkrankungen, eine Schwangerschaft, höheres Lebensalter oder besondere berufliche Tätigkeiten erhöhen diese Risiken. Im Sinne eines Konzepts für lebensbegleitende Impfungen empfiehlt die Ständige Impfkommission (STIKO) Impfungen für bestimmte Alters- und Personengruppen im Erwachsenenalter.

Zudem ist während einer der speziellsten Lebensabschnitte der Frau, Schwangerschaft und Stillzeit, der Beratungsbedarf zu Impfungen sowohl bei den Patient:innen als auch bei den Ärzt:innen sehr groß. Die Arztempfehlung spielt für die individuelle Impfentscheidung eine zentrale Rolle. Frauen nehmen zudem häufig auch Einfluss auf gesundheitsrelevante Entscheidungen ihrer Partner und Familienmitglieder und sind deshalb eine wichtige Zielgruppe für intensive ärztliche Aufklärung und Impfberatung.

Marianne Röbl-Mathieu
Ariane Kunstein

Inhaltsverzeichnis

Die Impfung in der gynäkologischen Praxis: Grundlagen

In der gynäkologischen Praxis sollte die Überprüfung des Impfpasses bereits im Teenageralter zum standardisierten Vorgehen gehören, spätestens jedoch bei der Vorbereitung auf eine Schwangerschaft. Idealerweise bringt die Patientin zu jeder Vorsorgeuntersuchung ihren Impfpass mit, damit der Status wiederkehrend auf seine Aktualität und Vollständigkeit überprüft werden kann.

1.1 Impfstoffbestellung und Lagerung

Impfstoffe sind empfindliche biologische Produkte, die sorgfältig gelagert, gekühlt und kontrolliert sowie vor Erwärmung und Licht geschützt werden müssen. Auch beim Transport und der Anlieferung ist auf die Einhaltung der Kühlkette zu achten, insbesondere bei Lebendimpfstoffen und mRNA-Impfstoffen. Alle Impfstoffe sollen zum Schutz vor Licht in der Originalverpackung in einem separaten Kühlschrank bei $+ 2\ °C$ bis $+ 8\ °C$ gelagert werden. Die Impfstoffe sollten keinen Kontakt zur Innenwand des Kühlschranks haben und nicht in der Kühlschranktür gelagert werden. Der Kühlschrank sollte abschließbar sein und über eine Temperaturaufzeichnung verfügen. Die Ergebnisse der Kontrolle sollten dokumentiert werden.

Impfstoffe müssen vor Einfrieren geschützt werden, da sie ihre Wirkung verlieren oder sogar zu Komplikationen nach Verabreichung führen können. Totimpfstoffe können vor Verabreichung für einige Stunden bei Raumtemperatur gelagert werden, die Zeitspanne zwischen Entnahme aus dem Kühlschrank und

M. Röbl-Mathieu und A. Kunstein, *Impfung bei Frauen*, essentials, https://doi.org/10.1007/978-3-662-68010-0_1

Applikation sollte jedoch so kurz wie möglich sein. Lebendimpfstoffe sind besonders empfindlich. Sie müssen direkt nach Entnahme aus der Kühlkette verimpft werden.

1.2 Dokumentation der Impfung

Jede Impfung muss gemäß den Vorgaben des § 22 IfSG (Infektionsschutzgesetz) unter Angabe von Datum, Zielkrankheit, verwendetem Impfstoff und Chargenbezeichnung, Name der geimpften Person sowie Name und Anschrift der für die Durchführung der Impfung verantwortlichen Person dokumentiert werden, idealerweise im gelben WHO-Impfpass. Falls der Impfpass nicht vorliegt, ist ersatzweise eine Impfbescheinigung mit den oben genannten Angaben auszustellen. In der Praxis- bzw. Patientendokumentation werden die genannten Daten ebenfalls erfasst, damit bleibt der Vorgang bei eventuellen Rückfragen oder Verlust des Impfbuchs oder der Ersatzbestätigung nachvollziehbar.

1.3 Der Impfkalender (Tab. 1.1 und 1.2)

Die Impfempfehlungen der STIKO basieren auf **Nutzen-Risiko-Abwägungen,** bei denen eine Reihe von Einflussfaktoren auf die Gefährdungssituation der verschiedenen Zielgruppen mit bewertet werden. Das zentrale Element dieser Empfehlungen ist der Impfkalender, der jährlich aktualisiert und in der Ausgabe 4 des Epidemiologischen Bulletins veröffentlicht wird. Er gibt eine Übersicht, welche Impfungen wann standardmäßig oder bei Vorliegen bestimmter Indikationen verabreicht werden sollten („Standardimpfung", „Indikationsimpfung"). Weitere Kategorien sind arbeitsbedingt empfohlene und Reise-Impfungen („B", „R"). Für jede Impfung gibt es ein empfohlenes Impfalter (Wochen/Monate/Jahre), das sich an der jeweiligen Gefährdungssituation der zu schützenden Person orientiert. Die Impfungen sollten zum frühestmöglichen Zeitpunkt erfolgen. Es werden aber auch empfohlene Zeiträume für die Durchführung von Nachholimpfungen („N") angegeben, d. h. zur Grund- bzw. Erstimmunisierung aller noch nicht Geimpften bzw. zur Komplettierung einer unvollständigen Impfserie.

Für einige Impfungen gibt es begrenzte Zeitfenster. Andere Impfungen müssen lebenslang wiederholt aufgefrischt werden, um einen dauerhaften Impfschutz zu gewährleisten („Auffrischimpfung").

Der Impfkalender ist ein hilfreiches Tool, um in der Beratungssituation rasch überblicken zu können, wo Impflücken bestehen. In den jährlich aktualisierten STIKO-Empfehlungen finden sich zudem altersabhängige Empfehlungen zur Durchführung von Nachhol- und Auffrischimpfungen, die in den Tab. 10A–10E des Epidemiologischen Bulletins 4 (2023) übersichtlich dargestellt sind.

Legende zu Tab. 1.1 und 1.2 (STIKO 2023):

Tab. 1.1 Impfkalender (Standardimpfungen) für Säuglinge; 2023. Nach STIKO (2023)

Impfung	Alter in Wochen	Alter in Monaten								
	6	2	3	4	5–10	11[*]	12	13–14	15	16–23
		U4			U5	U6				U7
Rotaviren	G1[b]	G2	(G3)							
Tetanus[b]		G1		G2		G3[c]				
Diphtherie[b]		G1		G2		G3[c]				
Pertussis[b]		G1		G2		G3[c]				
Hib[b] – H. influenzae Typ b		G1		G2		G3[c]				
Poliomyelitis[b]		G1		G2		G3[c]				
Hepatitis B[b]		G1		G2		G3[c]				
Pneumokokken[b]		G1		G2		G3[c]				
Meningokokken C							G1			
Masern							G1		G2	
Mumps, Röteln							G1		G2	
Varizellen							G1		G2	

Tab. 1.2 Impfkalender (Standardimpfungen) für Kinder, Jugendliche und Erwachsene; 2023. Nach STIKO (2023)

Impfung	Alter in Jahren							
	2–4	5–6	7–8	9–14	15–16	17	ab 18	ab 60
	U7a/U8	U9	U10	U11/J1		J2		
Rotaviren								
Tetanus[b]		A1		A2			A*	
Diphtherie[b]		A1		A2			A*	
Pertussis[b]		A1		A2		A3*		
Hib[b] – H. influenzae Typ b								
Poliomyelitis[b]				A1				
Hepatitis B[b]								
Pneumokokken[b]								S[g]
Meningokokken C								
Masern					S[f]			
Mumps, Röteln								
Varizellen								
HPV – Humane Papillomviren				G1[d] G2[d]				
Herpes zoster							G1[h] G2[h]	
Influenza							S (jährlich)	
COVID-19							G1[i], G2[i], A1[i]	S[j]

Aktualisierung erfolgte am 25.05.2023 in Ausgabe 21/2023

Empfohlener Impfzeitpunkt

Nachholimpfzeitraum für Grund- bzw. Erstimmunisierung aller noch nicht Geimpften bzw. für Komplettierung einer unvollständigen Impfserie

Erläuterungen
G Grundimmunisierung (in bis zu 3 Teilimpfungen G1–G3)
A Auffrischimpfung
S Standardimpfung

a Erste Impfstoffdosis bereits ab dem Alter von 6 Wochen, je nach verwendetem Impfstoff 2 bzw. 3 Impfstoffdosen im Abstand von mind. 4 Wochen
b Frühgeborene: zusätzliche Impfstoffdosis im Alter von 3 Monaten, d. h. insgesamt 4 Impfstoffdosen
c Mindestabstand zur vorangegangenen Impfstoffdosis: 6 Monate
d Zwei Impfstoffdosen im Abstand von mind. 5 Monaten, bei Nachholimpfung beginnend im Alter ≥15 Jahren oder bei einem Impfabstand von < 5 Monaten zwischen 1. und 2. Dosis ist eine 3. Dosis erforderlich
e Td-Auffrischimpfung alle 10 Jahre. Nächste fällige Td-Impfung einmalig als Tdap- bzw. bei entsprechender Indikation als Tdap-IPV-Kombinationsimpfung
f Eine Impfstoffdosis eines MMR-Impfstoffs für alle nach 1970 geborenen Personen ≥18 Jahre mit unklarem Impfstatus, ohne Impfung oder mit nur einer Impfung in der Kindheit
g Impfung mit dem 23-valenten Polysaccharid-Impfstoff
h Zwei Impfstoffdosen des adjuvantierten Herpes-zoster-Totimpfstoffs im Abstand von mindestens 2 bis maximal 6 Monaten
i Impfabstand zwischen G1 und G2 ≥ 3 Wochen (je nach Zulassung des Impfstoffs), und Impfabstand zwischen G2 und A1 ≥ 6 Monate
j Wiederholte Auffrischimpfung in einem Mindestabstand von 12 Monaten zur letzten Antigenexposition, vorzugsweise im Herbst
* Impfungen können auf mehrere Impftermine verteilt werden. MMR und V können am selben Termin oder in 4-wöchigem Abstand gegeben werden

1.4 Wichtige Impfgrundsätze

1. Die ärztliche Impfleistung umfasst u. a. die Erhebung der (Impf-) Anamnese, die Befragung über das Vorliegen möglicher Kontraindikationen sowie die Feststellung des aktuellen Gesundheitszustands zum Ausschluss akuter Erkrankungen. Ein wichtiger Teil ist zudem die **Aufklärung** der Patientin/ des Patienten (§ 630e BGB) nach dem Prinzip der patientenbezogenen Information in Abhängigkeit von den konkreten Umständen des Einzelfalls. Sie umfasst in der Regel Informationen über
   - die zu verhütende Krankheit und deren Behandlungsmöglichkeiten
   - den Nutzen der Impfung
   - die Kontraindikationen der Impfung
   - die Durchführung der Impfung
   - den Beginn und die Dauer des Impfschutzes
   - das Verhalten nach der Impfung
   - mögliche UAW (unerwünschte Arzneimittelwirkungen) und Impfkomplikationen
   - die Notwendigkeit und die Termine von Folge- und Auffrischimpfungen.
2. Häufig **fehlen Impfdokumente,** sind nicht auffindbar oder lückenhaft. Aus pragmatischen Gründen sollten Impfungen, die nicht dokumentiert sind, als nicht durchgeführt angesehen werden. Diese Impfungen sollen entsprechend den STIKO-Empfehlungen *nachgeholt* werden.
3. **„Überimpfen" gibt es nicht!** Fehlende Impfdokumente sind kein Grund, notwendige Impfungen zu verschieben, fehlende Impfungen nicht nachzuholen oder eine Grundimmunisierung bzw. Erstimmunisierung nicht zu beginnen. Von zusätzlichen Impfungen bei bereits bestehendem Impfschutz geht in der Regel kein nennenswertes Risiko aus. Dies gilt auch für Mehrfachimpfungen mit Lebendimpfstoffen.
4. **Jede Impfung zählt!** Es gibt keine unzulässig großen Abstände zwischen den Impfungen. Auch eine für viele Jahre unterbrochene Grundimmunisierung oder nicht zeitgerecht durchgeführte Auffrischimpfung muss nicht neu begonnen werden, sondern wird mit den fehlenden Impfstoffdosen komplettiert.
5. Für einen **lang andauernden Impfschutz** ist es von besonderer Bedeutung, dass bei der Grundimmunisierung der empfohlene **Mindestabstand** zwischen vorletzter und letzter Impfung (in der Regel 6 Monate) nicht unterschritten wird. Die im Impfkalender in den Tab. 2 und 10 A–E sowie den entsprechenden Fachinformationen angegebenen Impfabstände sollten eingehalten werden.

6. Für **Abstände zwischen unterschiedlichen Impfungen** gilt: Lebendimpfstoffe können simultan verabreicht werden. Werden sie nicht zeitgleich verabreicht, ist in der Regel ein Mindestabstand von 4 Wochen einzuhalten. Bei Schutzimpfungen mit Totimpfstoffen ist die Einhaltung von Mindestabständen zu anderen Impfungen, auch zu solchen mit Lebendimpfstoffen, nicht erforderlich. Zu den zeitlichen Mindestabständen zwischen 2 Impfstoffdosen sowie zur Möglichkeit der Koadministration von Impfstoffdosen sind die Fachinformationen des jeweiligen Impfstoffs zu beachten.

7. **Zeitabstand zwischen Impfungen und Operationen:** Bei dringender Indikation kann ein operativer Eingriff jederzeit durchgeführt werden, auch wenn eine Impfung vorangegangen ist. Bei Wahleingriffen sollte nach Gabe von Totimpfstoffen ein Mindestabstand von 3 Tagen und nach Verabreichung von Lebendimpfstoffen ein Mindestabstand von 14 Tagen eingehalten werden.

8. **Echte und falsche Kontraindikationen:**
   – Personen mit akuten schweren Erkrankungen sollten erst nach Genesung geimpft werden. UAW im zeitlichen Zusammenhang mit einer Impfung müssen in Abhängigkeit von der Ausprägung keine absolute Kontraindikation gegen eine nochmalige Impfung mit dem gleichen Impfstoff sein. Kontraindikationen können Allergien gegen Bestandteile des Impfstoffs sein.
   – Im Fall eines angeborenen oder erworbenen Immundefekts sind bei vielen, aber nicht allen Patient:innen Lebendimpfungen kontraindiziert. In Abhängigkeit von der spezifischen Immundefizienz muss jeweils eine sorgfältige Einzelfallentscheidung getroffen werden. Totimpfstoffe sind ausdrücklich empfohlen.
   – Während einer Schwangerschaft sollten nicht empfohlene oder nicht dringend indizierte Impfungen nicht durchgeführt werden. Für die Lebendimpfstoffe gegen Masern, Mumps, Röteln und Varizellen
   stellt eine Schwangerschaft eine Kontraindikation dar. Eine Impfung gegen Gelbfieber darf in der Schwangerschaft nur bei eindeutiger Indikation und nur nach sorgfältiger Risiko-Nutzen-Abwägung verabreicht werden. Die Impfung gegen Gelbfieber darf bei stillenden Frauen nicht erfolgen.

9. **Impfkomplikationen und deren Meldung:** Nach dem IfSG (§ 6 Abs. 1 S. 1 Nr. 3) ist der Verdacht einer über das übliche Ausmaß einer Impfreaktion hinausgehenden gesundheitlichen Schädigung innerhalb von 24 h namentlich an das zuständige Gesundheitsamt zu melden.

▶   **ZUSAMMENFASSUNG Die „goldenen Impfregeln"**

1. Keine Impfung ohne sorgfältige Aufklärung
2. Fehlende Impfdokumente: „nicht dokumentiert" bedeutet „nicht geimpft"
3. „Überimpfen" gibt es nicht
4. Jede Impfung zählt
5. Empfohlene Mindestabstände beim Impfschema einhalten
6. 4-Wochen-Abstand zwischen Lebendimpfungen einhalten/ Totimpfstoffe sind beliebig kombinierbar
7. OP nach Impfung/vor Impfung unproblematisch
8. „Echte" Kontraindikationen beachten (v. a. bei Lebendimpfungen)
9. Standardisierter Umgang mit Komplikationen

Grundlagen und Ziele immunprophylaktischer Maßnahmen

Impfungen gehören zu den wirksamsten und wichtigsten medizinischen Maßnahmen. Moderne Impfstoffe sind gut verträglich; bleibende gravierende unerwünschte Arzneimittelwirkungen (UAW) werden nur in sehr seltenen Fällen beobachtet. Unmittelbares Ziel einer Impfung ist der Schutz des Geimpften vor einer bestimmten Krankheit **(Individualprävention)**, was grundsätzlich bei allen impfpräventablen Erkrankungen funktioniert. Bei einer bevölkerungsweit hohen Akzeptanz von Impfungen können hohe Impfquoten erreicht werden: diese **Populationsprävention** dient dem Aufbau bzw. Erhalt eines Kollektiv-/ Gemeinschaftsschutzes – (früher) auch als Herdenimmunität bezeichnet -, von dem auch Menschen profitieren können, die (noch) nicht geimpft werden können. Dadurch ist es möglich, bestimmte Krankheitserreger regional zu eliminieren und schließlich weltweit auszurotten. Bei der **globalen Prävention** geht es um die Vermeidung des „Exports" von Erregern in Regionen mit einer empfänglichen Bevölkerung. Die Eliminierung von Masern, Röteln und Poliomyelitis ist erklärtes und erreichbares Ziel nationaler und internationaler Gesundheitspolitik.

2.1 Aktive und passive Immunisierung

Die beiden prinzipiellen Möglichkeiten der Immunprophylaxe sind die passive und die aktive Immunisierung. Unter Impfung versteht man im weitesten Sinn beide Formen der Immunisierung. Meist wird der Begriff „Impfung" jedoch für die aktive Immunisierung verwendet.

Unter einer passiven Immunisierung versteht man die Verabreichung im Labor hergestellter oder aus Blutspenden gewonnener spezifischer, d. h. gegen

M. Röbl-Mathieu und A. Kunstein, *Impfung bei Frauen*, essentials, https://doi.org/10.1007/978-3-662-68010-0_2

bestimmte Erreger gerichteter Antikörper meist durch intramuskuläre, ggf. durch intravenöse Applikation. Die zugeführten Antikörper können das Angehen einer Infektion verhindern oder zumindest ihren klinischen Verlauf abmildern. Vorteil ist die sofortige Wirkung, Nachteil der begrenzte Wirkungszeitraum (maximal 2–3 Monate), da die Antikörper – wie die körpereigenen Immunglobuline – im Organismus mit einer Halbwertszeit von etwa 20 Tagen abgebaut werden. Die passive Immunisierung wird z. B. im Rahmen einer Postexpositionsprophylaxe verabreicht. Der plazentare Transfer mütterlicher IgG-Antikörper zum Fetus ist eine Sonderform der passiven Immunisierung, die auch als Nestschutz bezeichnet wird (2.3.4).

Bei einer aktiven Immunisierung wird durch die Verabreichung eines Impfstoffs eine körpereigene spezifische Immunantwort induziert. Nach einer Latenzzeit von mehreren Tagen bis Wochen tritt beim Immungesunden eine Immunität gegenüber dem Erreger ein, die meist Jahre bis Jahrzehnte, unter Umständen sogar lebenslang anhält.

2.2   Impfstoffarten (Tab. 2.1)

2.2.1   Lebendimpfstoffe

Lebendimpfstoffe enthalten abgeschwächte Viren, die sich im Körper der geimpften Person vermehren und bei immunkompetenten Geimpften keine Krankheit hervorrufen. Sie bewirken eine robuste Immunantwort, die in der Regel eine (lebens-) lange Immunität hinterlässt. Die Immunantwort auf Lebendimpfstoff ist derjenigen auf Wildtyp-Erreger am ähnlichsten. Gelegentlich löst die Lebendimpfung auch Impfreaktionen aus, die einer natürlichen Infektion ähneln, etwa ein typisches Exanthem; die Übertragung des Impfvirus von einem Impfling auf eine andere Person ist jedoch extrem unwahrscheinlich.

2.2.2   Totimpfstoffe

Totimpfstoffe sind eine heterogene Gruppe von Produkten unterschiedlicher Zusammensetzung und Herstellungsverfahren. Sie enthalten inaktivierte Erreger, gereinigte Bestandteile inaktivierter Erreger, gereinigte Toxoide, gereinigte Kapselpolysaccharide oder rekombinant hergestellte Antigene. Totimpfstoffe sind durch eine hohe Sicherheit gekennzeichnet und können wegen der fehlenden

Tab. 2.1 In Deutschland zugelassene und verfügbare Impfstoffe, modifizierte Darstellung nach Jilg (2021)

Totimpfstoffe		
Antiviral	Impfstoffe gegen	COVID-19
		Frühsommer-Meningoenzephalitis
		Hepatitis A
		Hepatitis B
		Humane Papillomviren (HPV)
		Influenza
		Japanische Enzephalitis
		Poliomyelitis
		Respiratorisches Synzytialvirus (RSV)
		Tollwut
Antibakteriell	Impfstoffe gegen	Cholera
		Haemophilus influenzae Typ b
		Meningokokken
		Pertussis
		Pneumokokken
		Typhus
Antitoxisch	Impfstoffe gegen	Diphtherie
		Tetanus
Lebendimpfstoffe		
Antiviral	Impfstoffe gegen	Denguefieber
		Gelbfieber
		Masern
		Mumps
		Rotaviren
		Röteln
		Varizellen
Antibakteriell	Impfstoffe gegen	Cholera
		Typhus
Nukleinsäure-basierte Impfstoffe		
Antiviral	Impfstoffe gegen	COVID-19

Infektionsgefahr auch ohne Bedenken bei Menschen mit Immundefekten eingesetzt werden. Sie haben allerdings je nach Impfstofftechnologie eine begrenzte
Immunogenität, so dass für eine Grundimmunisierung meist zwei oder drei
Teilimpfungen erforderlich sind und der Impfschutz durch Auffrischimpfungen
erneuert werden muss. Viele Totimpfstoffe mit inaktivierten Erregern oder isolier-
ten Erregerbestandteilen enthalten sogenannte „Adjuvantien". Diese Zusatzstoffe
verstärken die antigen-induzierte Immunantwort und sind oft Aluminiumsalze.
Neuere Adjuvantien sind beispielsweise Öl-in-Wasser-Emulsionen oder Saponin-
basiert, weitere sind in Entwicklung.

2.2.3 Nukleinsäure-basierte Impfungen

Diese genbasierten Impfungen enthalten kein Impfantigen, sondern lediglich die
genetische Information dafür, die erst im geimpften Organismus synthetisiert
wird. Man unterscheidet hierbei Vektorimpfstoffe und mRNA- bzw. DNA-
Impfstoffe. Bei den Vektorimpfstoffen tragen genetisch veränderte, im Menschen
nicht mehr vermehrungsfähige Viren die für das Impfantigen kodierende DNA
in die menschlichen Zellen, was zur Produktion erregerspezifischer Strukturen
führt; diese wiederum induzieren die Immunantwort. Bei den mRNA-/DNA-
Impfstoffen wird die mRNA oder DNA, die die Antigenproduktion auslöst, über
Lipid-Nanopartikel in die körpereigenen Zellen eingeschleust.

Die mRNA-Impfstofftechnologie erfordert keine aufwendige Erregeranzucht
und ermöglicht eine kurzfristige Anpassung eines Impfstoffs an veränderte
genetische Erregereigenschaften. mRNA-Impfstoffe gegen diverse Infektionskrankheiten befinden sich aktuell in verschiedenen Phasen der Erprobung und
werden auch künftig eine wichtige Rolle spielen.

2.3   Immunologische Grundlagen

2.3.1   Die Immunantwort

Unser Immunsystem bekämpft Krankheitserreger und andere körperfremde Stoffe
auf der Haut, im Gewebe und in Körperflüssigkeiten. Es besteht aus zwei
Komponenten, die eng miteinander verknüpft sind, der angeborenen unspezifischen und der erworbenen spezifischen Immunabwehr. Dabei arbeiten jeweils
sowohl zelluläre als auch humorale Elemente zusammen. In Abhängigkeit von

den spezifischen Eigenschaften des Krankheitserregers ist für eine erfolgreiche Immunantwort ein komplexes Zusammenspiel zahlreicher unterschiedlicher Kompetenzen des Immunsystems erforderlich (Abb. 2.1).

Das angeborene Immunsystem schützt uns von Geburt an vor Keimen und Fremdkörpern und reagiert auf alle Krankheitserreger gleichartig und unmittelbar. Es ist ein komplexes Erkennungs- und Abwehrsystem, bei dem zum Einen Schutzbarrieren der Haut und der Schleimhäute, zum Anderen bestimmte Immunzellen wie Phagozyten (z. B. Granulozyten und Monozyten im Blut, Makrophagen und Mastzellen im Gewebe), dendritische Zellen und natürliche Killerzellen sowie humorale Bestandteilen (z. B. Chemo- und Zytokine, Lysozyme, Akut-Phase-Proteine und Komplementfaktoren) unterschiedliche Aufgaben erfüllen und interaktiv zusammenwirken.

Die spezifische oder adaptive Immunabwehr zeichnet sich durch große Anpassungsfähigkeit gegenüber neuen oder genetisch veränderten Krankheitserregern aus. Zum erworbenen Immunsystem gehören T- und B-Zellen sowie spezifisch auf ein Antigen ausgerichtete Antikörper. T-Zellen fungieren als T-Killerzellen, die infizierte Zellen erkennen und zerstören, oder als T-Helferzellen, die durch Aktivierung anderer Immunzellen die spezifische Abwehr in Gang bringen. Eine weitere spezialisierte Untergruppe sind die regulatorischen T-Zellen (Treg), die die Reaktion des Immunsystems inhibieren und die Selbsttoleranz des Immunsystems regulieren. Die Stärke einer Immunantwort resultiert aus dem Zusammenwirken von aktivierenden und inhibierenden Signalen. Einige T-Helferzellen entwickeln sich nach Abwehr der Infektion zu sogenannten Gedächtniszellen und sind bei einer erneuten Infektion in der Lage, das spezifische Immunsystem schnell zu aktivieren. B-Zellen werden von den T-Helferzellen aktiviert und dazu angeregt, sich zu vermehren und in sogenannte Plasmazellen oder spezialisierte B-Gedächtniszellen umzuwandeln. Die Plasmazellen stellen in kurzer Zeit sehr große Mengen spezifischer Antikörper her und geben sie ins Blut ab. Antikörper können Erreger direkt erkennen und an sie binden. Durch diese Bindung wird entweder das Pathogen am Eintritt in die Wirtszelle gehindert (neutralisierende Antikörper) oder es werden weitere Zellen des Immunsystems rekrutiert und auch die angeborene Immunabwehr unterstützt.

Sowohl nach natürlicher Infektion als auch nach aktiver Impfung sind in der Regel Antikörper der Klasse IgG im Serum die Träger der Immunität, ggf. auch sekretorische Antikörper der Klasse IgA. Diese Antikörper binden spezifisch an pathogene Strukturen wie Viren, Bakterien und Toxine und führen über verschiedene Mechanismen – z. B. Neutralisierung von Viren, Blockierung von Toxinen, Inaktivierung von Bakterien durch Blockierung der Adhäsion an Schleimhautoberflächen, Lyse von Bakterien mittels Komplementaktivierung oder

| **Angeborenes Immunsystem –**
Erkennung von „Gefahr"

- Antigen-unspezifische Abwehr
- Schnelle Reaktion | **Adaptives Immunsystem –**
erworbene Immunität

- Antigen-spezifische Abwehr
- Langsame Reaktion |

ZELLULÄR

ZELLULÄR

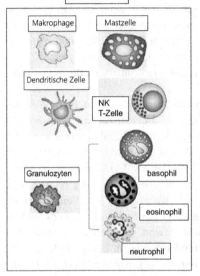

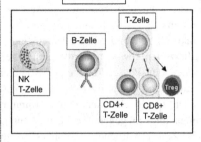

HUMORAL

HUMORAL

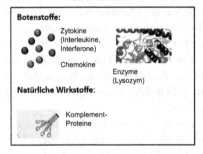

Botenstoffe:

Zytokine
(Interleukine,
Interferone)

Chemokine

Enzyme
(Lysozym)

Natürliche Wirkstoffe:

Komplement-
Proteine

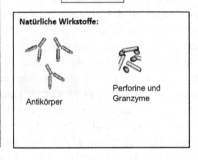

Natürliche Wirkstoffe:

Antikörper

Perforine und
Granzyme

◀**Abb. 2.1** Die menschliche Immunabwehr
Angepasste Darstellung nach Dranoff (2004), Bopp (2022) und DGfI (2023) unter Verwendung von Creative Diagnostics (2023), RSW Infothek-Gesundheit (2023), Anzaghe et al. (2021)
Zellulär: Dendritische Zellen nehmen Informationen zu Gefahren im gesamten Körper auf und machen andere Immunzellen darauf aufmerksam. CD4 + Helfer-T-Zellen formieren spezielle Teams für jedes erkannte Antigen und organisieren den Ablauf der gezielten Immunabwehr durch B-Zellen und CD8 + Killerzellen. Die regulatorischen T-Zellen (Treg) haben eine Kontroll- und Bremsfunktion: sie sorgen dafür, dass notwendige Immunreaktionen voll in Gang kommen, normale Zellen nicht überschießend schädigen und geordnet beendet werden. Spezialisierte B-Zellen und Killer T-Zellen, die jeweils passgenau eine Infektionsgefahr erkennen, führen die Immunantwort mit der Produktion maßgeschneiderter Antikörper oder durch direkten Zellkontakt über maßgeschneiderte T-Zell-Antigen-Rezeptoren aus.
Humoral: *Botenstoffe*: die Immunzellen koordinieren ihre Aktivitäten durch Freisetzung und Erkennung vielfältiger Botenstoffe
Natürliche Wirkstoffe: dazu gehören Antikörper, Komplement-Proteine, zytotoxische Perforine und Enzyme, die von B-Zellen und CD8 + Killer T-Zellen freigesetzt werden und hochwirksam Infektionserreger lahmlegen sowie auffällige Zielzellen zerstören

Begünstigung der Phagozytose von Erregern durch opsonierende Wirkung (Opsonierung = „Markierung" von körperfremden Zellen) – zu ihrer Inaktivierung und Zerstörung.

Die meisten Impfstoffe induzieren die Ausbildung eines immunologischen Gedächtnisses, das auch nach dem Rückgang spezifischer Antikörper bei Kontakt mit dem Erreger oder einer erneuten Impfung zu einer raschen und ausgeprägten Immunantwort führt.

2.3.2 Einflussfaktoren auf die Immunantwort: genderspezifische Besonderheiten

Art und Ausmaß der Immunreaktion werden von zahlreichen Faktoren beeinflusst. Dabei spielen das Alter, Umweltfaktoren, Ernährungszustand, Stoffwechselprozesse, Mikrobiom und Epigenetik eine Rolle, nicht zuletzt aber auch das Geschlecht. Unterschiede zwischen den Immunantworten von Männern und Frauen können sowohl durch das biologische als auch das soziale Geschlecht bedingt sein. Letzteres kann sich in Verhaltensweisen äußern, die sich auf die Exposition gegenüber Krankheitserregern, die Inanspruchnahme des Gesundheitssystems oder den Umgang mit Gesundheit insgesamt und damit auch auf

Infektionsverläufe auswirken können. Eine zunehmende Zahl von Veröffentlichungen beschäftigt sich mit den durch das biologische Geschlecht bedingten Faktoren, die zu physiologischen und anatomischen Unterschieden beitragen und die Exposition, Erkennung, Abwehr und Elimination sowie die Transmission von Krankheitserregern beeinflussen.

Erwachsene Frauen bilden generell stärkere angeborene und adaptive Immunantworten aus als Männer, sowohl gegenüber fremden als auch gegenüber körpereigenen Antigenen. Das resultiert zwar in einer rascheren Erregerbekämpfung und höherer Impfstoffwirksamkeit bei Frauen im Vergleich mit Männern, trägt aber auch zu ihrer höheren Empfänglichkeit für inflammatorische und autoimmunologische Erkrankungen bei. So treten etwa 80 % der Autoimmunerkrankungen bei Frauen auf.

Die Unterschiede zwischen den Geschlechtern betreffen zahlreiche immunologische Faktoren. Bestimmte Geschlechtsunterschiede sind das ganze Leben lang vorhanden, während andere nur nach der Pubertät und vor der reproduktiven Seneszenz auftreten. Das weist darauf hin, dass sowohl Gene als auch Hormone eine Rolle spielen. Auf dem X-Chromosom befinden sich eine Reihe von immunmodulatorischen Genen, was geschlechtsabhängig unterschiedliche Immunantworten determiniert. Rezeptoren für die weiblichen Geschlechtshormone Östradiol und Progesteron werden in zahlreichen Immunzellen exprimiert. Während Progesteron breite antiinflammatorische Wirkungen aufweist, können Östrogene in Abhängigkeit von der Serumkonzentration sowie der Dichte und Verteilung ihrer Rezeptoren in Immunzellen sowohl immunstimulierende als auch -inhibierende Effekte induzieren. Androgene haben dagegen immunsupprimierende Effekte, was zum Teil auf eine höhere Anzahl und Aktivität von immunregulatorischen T-Zellen (Treg) zurückzuführen ist. Zudem weisen Männer altersabhängige Unterschiede des Immunsystems im Vergleich zu Frauen auf, z. B. eine stärkere Abnahme der B-Zellen und einen Trend zur beschleunigten Immunalterung. Dieser geschlechtsabhängige Dimorphismus des adaptiven Immunsystems machte sich auch in der SARS-CoV-2-Pandemie bemerkbar: Männer hatten häufiger lebensbedrohliche und tödliche Verläufe von COVID-19 als Frauen.

2.3.3 Physiologische Einschränkungen der Immunabwehr

Bestimmte Lebensphasen sind durch immunologische Besonderheiten charakterisiert, die mit einem erhöhten Risiko für schwere Krankheitsverläufe einhergehen oder für bestimmte Krankheitsbilder prädisponieren.

So entwickelt sich etwa das Immunsystem des **Fetus** bereits ab etwa der dritten Schwangerschaftswoche. Insgesamt ist das fetale Immunsystem jedoch antiinflammatorisch ausgerichtet, um die Toleranz gegenüber nicht vererbten maternalen Antigenen aufrecht zu erhalten.

Beim **Neugeborenen** sind die verschiedenen Funktionseinheiten des Immunsystems grundsätzlich vorhanden, aber erst in den folgenden Monaten und Jahren werden die Funktionsmechanismen vollständig entwickelt und ausdifferenziert. Unmittelbar nach der Geburt ist insbesondere die spezifische Immunität eingeschränkt. Das dient einerseits dem Eigenschutz vor überschießenden inflammatorischen Reaktionen, da das Kind ja zahlreichen antigenen Stimuli ausgesetzt ist, trägt aber andererseits zur erhöhten Infektionsanfälligkeit in dieser Lebensphase bei. Im Alter von 2 Jahren ist das Kleinkind grundsätzlich in der Lage, eine stabile Immunantwort aufbauen.

Eine wesentliche Voraussetzung für eine erfolgreiche Schwangerschaft ist die Tolerierung des semiallogenen Fetus durch das mütterliche Immunsystem. Die dafür erforderlichen komplexen Anpassungsprozesse, die unter 2.3.4 näher erläutert werden, erhöhen auch bei der immunkompetenten **Schwangeren** das Risiko eines schweren Verlaufs bestimmter Infektionskrankheiten.

Das **höhere Lebensalter** ist mit einer allmählichen Abnahme der immunologischen Kompetenz verbunden, was als Immunoseneszenz bezeichnet wird. Dabei handelt es sich um einen komplexen Prozess, der mehr einer Umstrukturierung mit qualitativen Veränderungen von Teilen des Immunsystems entspricht als einer generellen Abnahme aller Immunfunktionen. In der Folge nimmt u. a. die infektionsbedingte Morbidität und Mortalität bei älteren Menschen zu, und Impfungen lösen eine geringere Immunantwort aus.

2.3.4 Immunologie der Schwangerschaft

Immunologisch stellt die Schwangerschaft für Mutter und Kind eine Ausnahmesituation dar. Einerseits müssen die Immunsysteme während der Schwangerschaft so reguliert werden, dass eine wechselseitige Toleranz resultiert. Andererseits soll die Immunabwehr der Mutter in der Lage bleiben, Pathogene abzuwehren, um sich und den Fetus zu schützen.

Grundsätzlich sind schwangere Frauen in der Lage, Immunantworten auf natürliche Infektionen und Impfungen wie außerhalb der Schwangerschaft aufzubauen. Die ansteigenden Hormonspiegel von Östradiol und Progesteron führen jedoch zu Veränderungen des Gleichgewichts zwischen pro- und antiinflammatorischen Reaktionen, das sich im Sinne einer aktiven und gezielten Anpassung des Immunsystems an die Anforderungen der jeweiligen Schwangerschaftsphase verschiebt. Die während der Implantation des Embryos und der beginnenden Plazentation vorherrschende Immunaktivierung und Inflammation unterstützt die erforderliche Zelldifferenzierung. Diese Phase ist gefolgt von einer anhaltenden Periode der Immuntoleranz und Antiinflammation, die die fetale Entwicklung unterstützt und das Risiko für eine Abstoßung des Fetus reduziert. Gegen Ende der Schwangerschaft beginnt eine erneute Phase der Inflammation, die zur Einleitung der Geburt beiträgt. In der Summe werden vermehrt Antikörper gebildet, wohingegen der spezifische T-Zell-vermittelte Schutz der Mutter, der gegen virusinfizierte Zellen gerichtet ist, schwächer wird.

▶ **Die Plazenta als immunologisch aktives Organ**
Die Plazenta ist ein immunologisch aktives Organ, das in der Lage ist, mit Pathogenen zu interagieren und die mütterliche Immunantwort zu modulieren. Dazu findet an der fetomaternalen Grenzzone eine Kommunikation und Interaktion von Hormonen, Immunzellen und -regulatoren sowie extrazellulären Vesikeln (EV) statt. Diese enthalten beispielsweise DNA, Lipide, Proteine sowie RNA und können diese Moleküle zu ihren Zielzellen transportieren und dadurch deren Funktion beeinflussen. Die von der Plazenta produzierten EV können von mütterlichen Immunzellen aufgenommen werden und deren Differenzierung, Proliferation und Zytokinproduktion modulieren. Umgekehrt können die von den maternalen Immunzellen produzierten EV die Plazentafunktion beeinflussen, so dass ein Cross-Talk zwischen Immunzellen und Plazenta mittels EV entsteht.

Trophoblastzellen sind resistent gegenüber einer Infektion durch viele Viren und können diese Resistenz parakrin auf weitere Zellen übertragen. Darüber hinaus findet durch Endozytose und Transzytose ein signifikanter Transfer von Immunglobulinen der Klasse G aus dem mütterlichen Blut zum Fetus statt. Der aktive transplazentare Sekretionsprozess der IgG beginnt in der 13. Schwangerschaftswoche und steigert sich mit zunehmendem Schwangerschaftsalter. Der größte Teil der Antikörper wird vom Fetus in den letzten 4 Wochen einer Regel-Schwangerschaft erworben. Der plazentare Transfer mütterlicher Immunglobuline zum Fetus ist ein spezifischer Adaptationsmechanismus, der bis zu einem gewissen Grad die Defizite seiner Antikörperproduktion in den ersten postpartalen Lebensmonaten kompensiert und dem Neugeborenen und Säugling eine zeitlich begrenzte passive Immunität verleiht (Nestschutz oder Leihimmunität). Dieser Mechanismus kommt z. B. bei der Pertussis-Impfung in der Schwangerschaft zum Tragen.[1]

2.4 Impfnebenwirkungen

Bei der Gabe eines Arzneimittels oder Impfstoffs können Nebenwirkungen auftreten, daher werden alle Arzneimittel fortlaufend und systematisch überwacht. Die kontinuierlichen Aktivitäten zur Überwachung der Arzneimittelsicherheit werden als Pharmakovigilanz bezeichnet. Sie bestehen aus verschiedenen Bausteinen, die sowohl vor, während als auch nach der Zulassung der Arzneimittel ihre fortwährende Sicherheit gewährleisten sollen.

In Deutschland ist es Aufgabe des Paul-Ehrlich-Instituts, die Sicherheit von Impfstoffen und biomedizinischen Arzneimitteln zu überwachen. Bevor ein Arzneimittel zugelassen wird und nach der Zulassung angewendet werden darf, müssen seine Qualität, Unbedenklichkeit und Wirksamkeit nachgewiesen werden.

Auch nach der Zulassung muss ein Arzneimittelprodukt ein günstiges Nutzen-Risikoverhältnis aufweisen.

Ein passives Surveillance-System zum frühzeitigen Erkennen von Risikosignalen nach der Zulassung ist das sogenannte Spontanerfassungssystem. Hier werden spontane Verdachtsmeldungen an das Paul-Ehrlich-Institut übermittelt, wo sie registriert, bewertet und – falls erforderlich – Maßnahmen zur Risikoabwehr und Risikovorsorge eingeleitet werden. Um Kausalität und Häufigkeiten von Impfkomplikationen zu ermitteln, sind andere Instrumente wie z. B. klinische Studien und epidemiologische Untersuchungen erforderlich.

Zu unterscheiden sind **unerwünschte Arzneimittelwirkungen** (UAW) im Sinne von typischen Impfreaktionen und schwere UAW im Sinne von Impfkomplikationen. Zu den häufig auftretenden typischen Impfreaktionen gehören Lokalreaktionen wie Rötung, Schwellung und Schmerzen an der Einstichstelle sowie allgemeine Symptome wie Übelkeit, Fieber, Kopf- oder Gliederschmerzen. Diese vorübergehenden Reaktionen weisen auf die gewünschte Aktivierung der Immunabwehr hin und sind in der Regel harmlos. Davon abzugrenzen sind allergische Reaktionen auf Impfstoffe oder ihre Zusatzstoffe, die selten und meist auf vorbestehende Allergien zurückzuführen sind.

---

[1] RKI-Factsheet: https://www.rki.de/DE/Content/Infekt/Impfen/Materialien/Faktenblaetter/Schwangerschaft.pdf?__blob=publicationFile.

Die **Impfkomplikation** ist definiert als eine gesundheitliche Schädigung, die über das übliche Ausmaß einer Impfreaktion hinausgeht. Solche schweren UAW sind selten und müssen vom Arzt laut § 6 Abs. 1 Nr. 3 Infektionsschutzgesetz (IfSG) namentlich ans Gesundheitsamt gemeldet werden, und zwar bereits dann, wenn der Verdacht besteht, dass nach einer Impfung auftretende Krankheitserscheinungen nicht eindeutig auf andere Ursachen zurückgeführt werden können. Die Gesundheitsämter sind nach § 11 Abs. 2 IfSG verpflichtet, die gemeldeten Verdachtsfälle unverzüglich der zuständigen Landesbehörde zu melden. Diese meldet dem Paul-Ehrlich-Institut (PEI) diese Fälle in pseudonymisierter Form. Das Paul-Ehrlich-Institut leitet diese Meldungen elektronisch an die EudraVigilance-Datenbank weiter, auf der Verdachtsfälle von Nebenwirkungen für Arzneimittel angezeigt werden, die im Europäischen Wirtschaftsraum (EWR) zugelassen sind. Beispiele für ernsthafte Komplikationen sind durch Immunthrombozytopenie induzierte thrombembolische Ereignisse nach Anwendung von adenoviralen Vektorimpfstoffen sowie Myokarditiden nach mRNA-Impfung gegen COVID 19.

▶ **Impfreaktionen/UAW**

- Lokal- und Allgemeinreaktionen
- Ausdruck der erwünschten Auseinandersetzung des Immunsystems mit dem Impfstoff
- Angaben zu Art und Häufigkeit der UAW finden sich in der Fachinformation

▶ **Impfkomplikationen/schwere UAW**

- Sehr selten
- Namentliche Meldepflicht des Verdachts nach § 6 Abs. 1 IfSG (Arzt an Gesundheitsamt)
- Gesundheitsamt an zuständige Landesbehörde und an das PEI nach § 11 Abs. 4 IfSG
- Zusätzlich ist auch eine Meldung direkt an das PEI oder den Hersteller möglich

2.5 Impfschäden

Diese sind streng von Impfnebenwirkungen abzugrenzen.

Nach § 2 IfSG ist ein Impfschaden die „gesundheitliche und wirtschaftliche Folge einer über das übliche Ausmaß einer Impfreaktion hinausgehenden gesundheitlichen Schädigung durch die Schutzimpfung; ein Impfschaden liegt auch vor, wenn mit vermehrungsfähigen Erregern geimpft wurde und eine andere als die geimpfte Person geschädigt wurde".

Im Bundesversorgungsgesetz ist die Entschädigung für Impfschäden geregelt, die durch eine öffentlich empfohlene Impfung eingetreten sind. Die Prüfung und Entscheidung hierüber ist Aufgabe des Versorgungsamtes. Wird ein Impfschaden anerkannt, wird dem Geschädigten eine Heilbehandlung, eine monatliche Rente je nach Ausmaß der Schädigung oder ggf. auch Sterbegeld oder Beerdigungskosten für die Hinterbliebenen bewilligt.

In Deutschland werden ca. 10 % der Anträge auf Anerkennung eines Impfschadens positiv beschieden.

Die im Impfkalender genannten impfpräventablen Erkrankungen und FSME

3

Das folgende Kapitel fasst die impfpräventablen Infektionen zusammen, für die im Impfkalender eine Standardimpfung empfohlen wird. In der dort vorgegebenen Reihenfolge werden die gesundheitlichen Auswirkungen der einzelnen Infektionen dargestellt, vor denen die Impfungen schützen können. Nach einem kurzen Überblick über den Krankheitserreger, die Epidemiologie, die impfpräventable Erkrankung mit ihrem typischen Verlauf, frauenspezifische Aspekte sowie mögliche Risiken und Komplikationen folgen Ausführungen über bereits erzielte Effekte durch den Einsatz von Impfungen. Abschließend wird die Impfempfehlung der STIKO angegeben. Für detaillierte Empfehlungen zu Reiseimpfungen wird auf das Epidemiologische Bulletin 14 / 2023 verwiesen.

3.1   Rotavirus-Infektionen

Rotaviren kommen weltweit vor und sind eine der häufigsten Ursachen für Gastroenteritiden bei Kindern. Da die Viren sehr ansteckend sind, erkranken fast alle Kinder ohne Impfung in den ersten 5 Lebensjahren – die meisten bis zum Alter von 2 Jahren. In Entwicklungsländern sind Rotaviren die häufigste Durchfallerkrankung, die bei kleinen Kindern zum Tod führt (weltweit ca. 500.000 Todesfälle jährlich).

Die Übertragung erfolgt durch fäkal-orale Schmierinfektion, Hauptansteckungsquelle ist der Mensch. Die Viren können in der Umwelt mehrere Tage überdauern und auch gründliches Händewaschen oder Desinfektion schützt nicht zuverlässig vor einer Ansteckung.

M. Röbl-Mathieu und A. Kunstein, *Impfung bei Frauen*, essentials, https://doi.org/10.1007/978-3-662-68010-0_3

Der Infektionsverlauf variiert von asymptomatisch bis zu schwersten Diarrhöen und massivem Erbrechen. Der damit verbundene Flüssigkeits- und Salzverlust ist für Säuglinge besonders gefährlich und erfordert häufig eine stationäre Behandlung. Die Wirksamkeit der Rotavirus-Impfung ist hoch und der beste Schutz vor Rotavirus-bedingten Durchfallerkrankungen. Sie wird meist gut vertragen, vorübergehend können Fieber, Durchfall oder Erbrechen auftreten. Gelegentlich wurden nach der Impfung Erkältungssymptome und seltene Nebenwirkungen wie Blutbeimengungen im Stuhl oder Hautausschlag beobachtet. Zudem gibt es Hinweise auf ein minimal erhöhtes Risiko für Darminvaginationen innerhalb der 1. Woche nach der 1. Impfung mit ca. 1 bis 2 Fällen pro 100.000 geimpfter Kinder. Dieses Risiko steigt mit zunehmendem Lebensalter.

IMPFEMPFEHLUNG DER STIKO:

- Schluckimpfung mit dem oralen Lebendimpfstoff Rotarix (2 Impfstoffdosen) oder RotaTeq (3 Impfstoffdosen) ab dem Alter von 6 Wochen im Mindestabstand von 4 Wochen. Die Impfserie soll spätestens bis zum Alter von 12 Wochen begonnen und vorzugsweise bis zum Alter von 16 Wochen (maximal 24 Wochen) bei Verwendung von Rotarix bzw. von 20 bis 22 Wochen (maximal 32 Wochen) bei Verwendung von RotaTeq abgeschlossen werden.
- Bei Säuglingen, die in utero gegenüber bestimmten Immunsuppressiva exponiert waren, ist die Lebendimpfung gegen Rotaviren kontraindiziert, wenn sie zu einem Zeitpunkt begonnen werden müsste, zu dem der Säugling u. U. noch immunsupprimiert ist (z. B. Infliximab, Rituximab, Ocrelizumab).

3.2   Tetanus

In Deutschland gehört Tetanus zu den sehr seltenen Erkrankungen. In den letzten Jahren wurden jeweils weniger als 15 Fälle jährlich gemeldet, überwiegend bei älteren Erwachsenen, vor 1970 waren es noch weit über 100 Fälle pro Jahr. Der deutliche Rückgang ist die positive Folge einer hohen Impfquote gegen Tetanus in Deutschland.

Das Bakterium Clostridium tetani ist ubiquitär im Erdreich verbreitet, seine Sporen sind extrem widerstandsfähig. Bereits eine kleine Bagatellverletzung genügt, damit der Erreger in den Körper eindringen und eine Infektion verursachen kann. Die Krankheit wird nicht durch das Bakterium selbst, sondern durch das ausgeschiedene Tetanus-Toxin verursacht.

Typische Krankheitszeichen sind neurologische Störungen, die durch einen erhöhten Muskeltonus und Krämpfe gekennzeichnet sind. Besonders charakteristisch ist der Gesichtsausdruck eines Tetanus-Erkrankten, der einem fixierten Lächeln (Risus sardonicus) gleicht. Bei dieser **generalisierten Form** des Tetanus sterben auch bei guter medizinischer Versorgung 10–20 % der Erkrankten v. a. in Folge von Ateminsuffizienz oder Komplikationen im Herz-Kreislauf-System. Liegt z. B. aufgrund einer länger zurückliegenden Impfung eine Teilimmunität vor, treten die beschriebenen Symptome oft in abgeschwächter Form an der Eintrittspforte des Erregers auf **(lokale Tetanuserkrankung)**, und die Erkrankung hat eine bessere Prognose.

Bei Neugeborenen **(neonatale Form)** kann es durch mangelnde Hygiene im Rahmen der Geburt und durch den fehlenden Nestschutz bei zuvor nicht geimpften Müttern in den ersten beiden Lebenswochen zu einer Tetanusinfektion kommen, die meist tödlich verläuft. Im Jahr 2017 waren weltweit ca. 30.800 Neugeborene davon betroffen. Durch die MNTE (Maternal and neonatal tetanus elimination) – Initiative der WHO, in deren Rahmen schwangere Frauen oder Frauen im gebärfähigen Alter mit mindestens zwei Dosen Tetanustoxoid immunisiert wurden, kam es seit 1988 zu einer weltweiten Reduktion der neonatalen Mortalitätsrate um ca. 96 %.

IMPFEMPFEHLUNG DER STIKO:

- Je 1 Impfstoffdosis für Säuglinge im Alter von 2, 4 und 11 Monaten mit einem für das Alter zugelassenen Fünf- oder Sechsfach-Impfstoff. Auffrischimpfungen mit Zweifach-, Dreifach- oder Vierfachimpfstoffen (Td, Tdap, Tdap-IPV) im Alter von 5–6 und 9–16 Jahren, weitere Auffrischimpfungen im Erwachsenenalter alle 10 Jahre.
- Erwachsene benötigen alle 10 Jahre eine Auffrischimpfung zusammen mit der Impfung gegen Diphtherie (Td) sowie einmalig gegen Pertussis (Tdap), sofern sie in den letzten 10 Jahren nicht gegen Keuchhusten geimpft worden sind.
- Im Falle einer Verletzung ohne ausreichenden Impfschutz ist eine postexpositionelle Impfung unverzüglich durchzuführen.

3.3   Diphtherie

Diphtherie wird klassischerweise durch toxigene, d.h. Diphtherie-Toxin produzierend Stämme von Corynebacterium diphtheriae hervorgerufen. Seit Einführung der Impfung und dank hoher Impfquoten bei der Grundimmunisierung der Kinder ist die Häufigkeit der Erkrankung hierzulande bis auf vereinzelte Fälle zurückgegangen. Durch Reisende aus Osteuropa oder aus Ländern der Dritten Welt, in denen Diphtherie noch immer endemisch auftritt, könnte die Krankheit vor allem aufgrund ungenügender Durchimpfungsraten bei Erwachsenen auch in Deutschland wieder eingeschleppt werden. Seit Sommer 2022 wurde in Deutschland und weiteren europäischen Ländern eine Häufung von Diphtherie-Fällen registriert, meist bei geflüchteten Menschen aus Syrien und Afghanistan, die überwiegend von Hautdiphtherie betroffen waren.

Die Übertragung des C. diphtheriae erfolgt durch Tröpfcheninfektion, bei der Hautdiphtherie auch durch direkten Kontakt. Das klinische Bild der akuten Diphtherie wird durch die lokale oder systemische Wirkung des DT bewirkt. Die **respiratorische Diphtherie** ist vor allem im Kindesalter verbreitet und befällt die oberen Atemwege. Typisch sind blutig tingierte, grau-weiße oder bräunliche Beläge im Rachen, sog. „Pseudomembranen", die zu lebensgefährlichen Erstickungsanfällen führen, weshalb die Krankheit auch als „Würgeengel" bezeichnet wird. Durch Toxinausschüttung des Erregers Corynebacterium diphtheriae kann es zu lebensgefährlichen Komplikationen wie Herzrhythmusstörungen oder Atemlähmung kommen. Die Letalität der respiratorischen Diphtherie liegt bei Kleinkindern und Erwachsenen > 40 Jahren bei bis zu 40 %, sonst bei 5–10 %. Eine durchgemachte Erkrankung bewirkt nur kurzzeitige Immunität.

IMPFEMPFEHLUNG DER STIKO:

- Je 1 Impfstoffdosis für Säuglinge im Alter von 2, 4 und 11 Monaten mit einem für das Alter zugelassenen Fünf- oder Sechsfach-Impfstoff. Auffrischimpfungen mit Zweifach-, Dreifach- oder Vierfachimpfstoffen (Td, Tdap, Tdap-IPV) im Alter von 5–6 und 9–16 Jahren, weitere Auffrischimpfungen im Erwachsenenalter alle 10 Jahre.
- Erwachsene benötigen alle 10 Jahre eine Auffrischimpfung zusammen mit der Impfung gegen Tetanus (Td) sowie einmalig gegen Pertussis (Tdap), sofern sie in den letzten 10 Jahren nicht gegen Keuchhusten geimpft worden sind.

3.4 **Pertussis**

Das gramnegative Stäbchenbakterium Bordetella pertussis, der hauptsächliche Erreger des Keuchhustens, wird durch Tröpfchen übertragen und ist hoch ansteckend. Wegen unzureichender Umsetzung der empfohlenen Auffrischimpfungen bei Jugendlichen und Erwachsenen sind inzwischen zwei Drittel der Erkrankten älter als 19 Jahre. Sie sind die häufigste Quelle für die Übertragung von B. pertussis auf ungeimpfte Säuglinge. Die durch eine Pertussis-Impfung erworbene Immunität ist zeitlich begrenzt, aber auch eine durchgemachte Infektion hinterlässt keine lebenslange Immunität.

Keuchhusten ist in der Regel eine langwierige Erkrankung, die über mehrere Wochen bis Monate anhält. Die Krankheit beginnt mit ca. zwei Wochen andauernden, grippeähnlichen Symptomen (Stadium catarrhale). Dann treten quälende Hustenanfälle über vier bis sechs Wochen auf. Die Hustenattacken steigern sich vor allem nachts und können bis zum Erbrechen führen (Stadium convulsivum). Die Krankheitszeichen klingen nur langsam über weitere sechs bis zehn Wochen wieder ab (Stadium decrementi).

Bei erkrankten Jugendlichen und Erwachsenen kann die Erkrankung untypisch mit einem wochenlang anhaltenden unspezifischen Husten verlaufen. Insbesondere bei Säuglingen kann Keuchhusten mit schwerwiegenden Komplikationen einhergehen und tödlich verlaufen.

Zu den möglichen Folgeerkrankungen zählen:

- bei Säuglingen Atemstillstand mit möglicher Todesfolge (etwa 1 % aller erkrankten Kinder unter 6 Monaten), selten Krampfanfälle
- bakterielle Zweitinfektionen mit erhöhtem Risiko für Otitis oder Sinusitis sowie Pneumonie bei Säuglingen oder älteren Menschen
- Inkontinenz, Leisten- oder Rippenbrüche, aber auch Einblutungen in die Augen oder Gehirnblutungen als Folge der heftigen Hustenattacken.

Da ein vollständiger Impfschutz für Kinder erst ab dem 6. Lebensmonat erreicht wird, ist seit 2009 die Immunisierung der umgebenden Erwachsenen im Sinne einer Kokonstrategie dringend empfohlen. Seit März 2020 empfiehlt die STIKO zum direkten Schutz des Neugeborenen zudem, alle Schwangeren gegen Pertussis zu impfen. Die Pertussisimpfung in der Schwangerschaft schützt Säuglinge in den ersten 3 Lebensmonaten zu über 90 % vor Pertussis, pertussisbedingter Hospitalisierung und Tod. Die maternale Impfung ist grundsätzlich gut verträglich. Es ist mit sechs zusätzlichen Fällen von Fieber nach der Impfung pro 100.000 geimpfter Frauen zu rechnen.

IMPFEMPFEHLUNG DER STIKO:

- Je 1 Impfstoffdosis für Säuglinge im Alter von 2, 4 und 11 Monaten mit einem für das Alter zugelassenen Fünf- oder Sechsfach-Impfstoff. Auffrischimpfungen erfolgen mit den dazu zugelassenen Impfstoffen in Kombination mit Tetanus und Diphtherie (Tdap), erstmals mit 5 bis 6 Jahren. Eine weitere Dosis wird zwischen 9 und 16 Jahren verabreicht, kombiniert mit Td- und inaktiviertem Polioimpfstoff (Tdap-IPV). Für alle Erwachsenen empfiehlt die STIKO die nächste fällige Td-Impfung einmalig in Kombination mit einem Pertussis-Impfstoff zu verabreichen (Tdap, bei entsprechender Indikation zusätzlich in Kombination mit Tdap-IPV). Schwangeren wird zu Beginn des 3. Trimenons (ab der 28. Schwangerschaftswoche) eine Pertussis-Impfung empfohlen, unabhängig vom Abstand zu einer vorher verabreichten Pertussis-Impfung und in jeder Schwangerschaft. Bei erhöhter Wahrscheinlichkeit für eine Frühgeburt sollte die Impfung ins 2. Trimenon vorgezogen werden.
- Bei nicht erfolgter Impfung in der Schwangerschaft sollte die Mutter bevorzugt in den ersten Tagen nach der Geburt geimpft werden.
- Bestimmten erwachsenen Personengruppen, z. B. Betreuenden von Neugeborenen und Säuglingen (wie z. B. Großeltern) oder Beschäftigten in Gesundheits- und Gemeinschaftseinrichtungen, wird eine Dosis Pertussisimpfstoff alle 10 Jahre empfohlen.

3.5   Haemophilus influenzae Typ b (Hib)

Dieses gramnegative Stäbchenbakterium kommt ausschließlich beim Menschen vor, teilweise besiedelt es asymptomatisch den Nasen-Rachen-Raum. Die Ansteckung erfolgt über Tröpfcheninfektion oder direkten Kontakt mit Atemwegssekreten. Neben Kapseltyp b, dem häufigsten Erreger dieser Erkrankung, gibt es weitere Kapseltypen (a bis f) sowie unbekapselte Stämme (NTHi; non-typeable Haemophilus influenzae).

Hämophilus influenzae – Erkrankungen treten weltweit auf. Vor der breiten Einführung der Impfung ab Beginn der 2000er Jahre erkrankten Millionen von Kleinkindern, 200.000–300.000 starben jährlich. In Deutschland empfahl die STIKO 1990 für Säuglinge die Impfung gegen den Kapseltyp b. Damit wurde in den 90er-Jahren ein deutlicher Rückgang von 90 % der Erkrankungen durch Hib erzielt.

Atemwegserkrankungen wie Sinusitis und Bronchitis sind typisch, vor allem bei PatientInnen mit vorbestehenden Lungenerkrankungen. Invasive Hi-Erkrankungen zeigen sich am häufigsten als Sepsis, Meningitis und Pneumonie. Gravierend ist die eitrige Meningitis. Sie tritt meistens in den ersten beiden Lebensjahren auf, insbesondere sind Säuglinge bis zum 6. Lebensmonat betroffen. Die Meningitis kann in bis zu 25 % schwere Langzeitschäden des zentralen Nervensystems verursachen und führt in den Industrieländern bis heute bei 5 % der Erkrankten zum Tod. Auch die Epiglottitis kann durch Erstickungsanfälle tödlich enden.

Schwangere haben ein deutlich erhöhtes Risiko für invasive NTHi-Infektionen. In der Folge kann es zu Sepsis und Schwangerschaftskomplikationen kommen, das Risiko für Fehl- oder Frühgeburt ist erhöht.

IMPFEMPFEHLUNG DER STIKO:

• Je eine Impfstoffdosis im Alter von 2, 4 und 11 Monaten mit einem für das Alter zugelassenen Fünf- oder Sechsfachimpfstoff.
• Die Nachholimpfung wird bis zum vollendeten fünften Lebensjahr empfohlen.

3.6 Poliomyelitis

Poliowildviren (WPV) waren vor Einführung der Impfung weltweit verbreitet. Eine Gefährdung besteht bereits im Säuglingsalter ab dem Schwinden des Nestschutzes, weshalb die Ständige Impfkommission (STIKO) den Beginn der Immunisierung ab dem Alter von 2 Monaten empfiehlt.

Das Einzelstrang-RNA-Virus wird den Enteroviren zugeordnet und existiert in 3 Wildtypen (WT 1, 2 und 3). Aktuell zirkuliert weltweit nur noch WT 1; WT 2 und 3 gelten als ausgerottet. Polioviren werden als fäkal-orale Infektion von Mensch zu Mensch übertragen.

Im Jahr 1988 initiierte die WHO auf der Basis der oralen Polio-Vakzine (OPV) die Globale-Polio-Eradikations-Initiative (GPEI). Obwohl das Ziel der Eradikation bis zum Jahr 2000 nicht erreicht wurde, konnten 19 Mio. Menschen vor einer Lähmung und 1,5 Mio. Menschen vor dem Tod durch Polio bewahrt werden. Weltweit wurden 99,9 % weniger Infektionen als in den 1980iger Jahren registriert, und 5 von 6 WHO-Regionen wurden als poliofrei zertifiziert, darunter auch Europa. Noch nicht als poliofrei gilt die WHO-Region ‚Naher Osten'.

Solange die Infektionskrankheit nicht weltweit ausgerottet ist, muss die Impfquote hoch bleiben (globales Ziel 95 %) und ein sorgfältiges Monitoring durchgeführt werden, um Reimporte des Virus in poliofreie Regionen zu verhindern. Auch eine wegen einer bevorstehenden Reise erfolgte Polio-Auffrischimpfung dient somit nicht nur dem Gesundheitsschutz des Reisenden, sondern auch dem Schutz der Bevölkerung in Deutschland.

Poliomyelitis betrifft Kinder und Erwachsene und kann lebenslange gesundheitliche Einschränkungen hervorrufen. Mehr als 95 % der Infektionen verlaufen asymptomatisch. Manifeste Krankheitsverläufe können sich äußern als

- Abortive Poliomyelitis ohne ZNS-Beteiligung
- Nichtparalytische Poliomyelitis (aseptische Meningitis mit Nackensteifigkeit, Fieber, Rückenschmerzen, Muskelspasmen) in 2–4 % der Fälle
- Paralytische Poliomyelitis mit Entstehung schlaffer, rein motorischer Paresen (**Acute Flaccid Paralysis, AFP**), die sich teilweise zurückbilden (0,1–1 %)
- Postpolio-Syndrom: Jahre oder Jahrzehnte nach der Erkrankung kann es zu einer Zunahme der Paresen mit Muskelatrophie kommen. Postpolio verläuft progredient und ist nicht reversibel.

IMPFEMPFEHLUNG DER STIKO:

- Zum Schutz vor Poliomyelitis sollte inaktivierte Polio-Vakzine (IPV) eingesetzt werden (ggf. als Kombinationsimpfstoff). Empfohlen ist je 1 Impfstoffdosis für Säuglinge im Alter von 2, 4 und 11 Monaten mit einem für das Alter zugelassenen Fünf- oder Sechsfach-Impfstoff. Eine weitere Dosis wird im Alter von 9 bis 16 Jahren verabreicht, kombiniert mit Td- und inaktiviertem Polioimpfstoff (Tdap-IPV). Als vollständig geimpft gelten Personen, die eine komplette Grundimmunisierung und eine einmalige Auffrischimpfung erhalten haben. Ausstehende oder nicht dokumentierte Impfungen sollen entsprechend den Angaben in den Fachinformationen mit IPV nachgeholt werden. Ein altersgemäßer Impfschutz gegen Poliomyelitis gemäß STIKO-Empfehlungen sollte unabhängig von einer Reise bestehen.
- Erwachsenen, die mit erkrankten Personen in Kontakt kommen könnten (z. B. medizinisches Personal) oder die in von Polio betroffene Gebiete reisen wollen, wird bei Vorliegen der Grundimmunisierung alle 10 Jahre eine Auffrischimpfung empfohlen.
- Nicht (vollständig) erfolgte Immunisierungen im Kindesalter können im Erwachsenenalter nachgeholt werden.

• Unabhängig vom Impfstatus sollte jeder, der Kontakt zu einem Polio-Erkrankten hatte, sofort geimpft werden.

3.7 Hepatitis B

Das Hepatitis B-Virus (HBV) ist ein kleines DNA-Virus mit einem Viruskapsid (hier sitzt das HBcAg = Hepatitis B core antigen) und einer lipidhaltigen Hülle, auf dem das sog. HBsAg (Hepatitis B surface antigen) zu finden ist. Die Hepatitis B ist eine sexuell übertragbare Erkrankung (**STD, sexually transmitted disease**) und zählt weltweit zu den häufigsten Viruserkrankungen. Nach Angaben der WHO sind ca. 2 Mrd. Menschen von einer Hepatitis-B-Infektion betroffen. Ca. 240 Mio. Menschen sind chronisch infiziert, beinahe 800.000 Menschen weltweit sterben jährlich infolge der Infektion.

In Deutschland haben ca. 0,3 % der Bevölkerung eine akute oder chronische Infektion mit Hepatitis B, bei 5,1 % der deutschen Bevölkerung sind Antikörper gegen HBcAg (Anti-HBc) nachweisbar. Bei Risikogruppen, z. B. Menschen mit Migrationshintergrund, liegen die Zahlen bis zu 10 mal höher.

Laut den Meldedaten nach IfSG sinkt die Inzidenz tendenziell seit 2001, was vermutlich vorwiegend auf einen verbesserten Impfschutz in der Bevölkerung zurückzuführen ist. Derzeit werden jährlich in Deutschland bei über 3000 Menschen Neuinfektionen mit Hepatitis B nachgewiesen.

Die HBV-Infektion führt bei Erwachsenen bei ca. einem Drittel der Infizierten zum klinischen Bild einer akuten ikterischen Hepatitis, bei einem weiteren Drittel ist der Verlauf anikterisch, die übrigen Infektionen verlaufen asymptomatisch. Ca. 1 % der Infektionen verlaufen fulminant mit akutem Leberversagen. Bis zu 10 % der HBV-infizierten Erwachsenen entwickeln einen chronischen Verlauf, in dessen Folge eine Leberzirrhose oder ein Leberzellkarzinom entstehen kann. Der Anteil chronischer Verläufe ist umso höher, je jünger das Erkrankungsalter ist. Die meisten akuten Hepatitis-B-Erkrankungen bei Erwachsenen (>90 %) heilen vollständig aus und führen zu einer lebenslangen Immunität.

HBV erreicht im Blut eine hohe Konzentration, so dass bereits kleinste Mengen Blut das Virus übertragen können, wenn es über – auch geringfügige – Verletzungen der Haut oder Schleimhaut in den Körper gelangt. Ein Großteil der akuten Hepatitis B – Erkrankungen wird nach sexueller Übertragung bei jungen Erwachsenen beobachtet. Da HBV jedoch in vielen anderen Körperflüssigkeiten zu finden ist, kann eine Übertragung z. B. auch durch Kontakt infizierter Körperflüssigkeiten mit Schleimhäuten bzw. geschädigter Haut stattfinden, sodass

Infektionen z. B. auch in Familien und in Gemeinschaftseinrichtungen für Kinder möglich sind.

Ein weiterer Übertragungsweg ist die vertikale Transmission von der meist chronisch infizierten Mutter auf das Kind, vor allem unter der Geburt. Sie ist die Hauptursache der Virushepatitis B bei infizierten Kindern. Bei einer Infektion im frühen Kindesalter kommt es in bis zu 90 % zu einem chronischen Verlauf mit dem bereits beschriebenen Risiko für Folgeschäden. HBV-infizierte Mütter können mittels Screening auf HBs Ag während der Schwangerschaft identifiziert werden. Das Neugeborene wird im positiven Fall innerhalb von 12 h nach der Geburt simultan aktiv und passiv immunisiert. Das serologische Screening auf HBV-Infektionen war bisher gemäß Mutterschaftsrichtlinien ab der 32. SSW vorgesehen. Laut Beschluss des G-BA[1] vom 21.04.2023, der am 30.06.2023 in Kraft trat, wird das HBsAg-Screening künftig vorgezogen. Neuere Forschungsergebnisse haben gezeigt, dass bereits im Mutterleib ein Übertragungsrisiko besteht, insbesondere bei hoher Viruslast. Die Gefahr einer Übertragung auf das Kind kann jedoch durch eine antivirale Therapie der infizierten Mutter während der Schwangerschaft signifikant verringert werden, idealerweise sofort nach Beendigung des ersten Trimenons und vor der 28. Schwangerschaftswoche.

Die Schutzimpfung gegen Hepatitis B ist sehr wirksam. Sie schützt gleichzeitig auch vor der schwersten Form der viralen Hepatitis, der (Ko-) Infektion mit dem Hepatitis-D-Virus, das HBV zwingend für seinen Vermehrungszyklus benötigt.

IMPFEMPFEHLUNG DER STIKO:

- Die Impfung gegen Hepatitis B mit 3 Teilimpfungen gehört zu den Standardimpfungen des Säuglings im 1. Lebensjahr. Empfohlen ist je 1 Impfstoffdosis für Säuglinge im Alter von 2, 4 und 11 Monaten mit einem für das Alter zugelassenen Fünf- oder Sechsfach-Impfstoff. Falls die Impfung im Säuglingsalter versäumt wurde, wird eine Nachholimpfung mit 3 Teilimpfungen bis zum 18. Geburtstag empfohlen.
- Je nach Impfstoff und -schema kann ein langjähriger, möglicherweise sogar lebenslanger Immunschutz erreicht werden.
- Für erwachsene Frauen mit erhöhtem Expositionsrisiko wird die präkonzeptionelle Impfung empfohlen, ggf. auch die Impfung in der Schwangerschaft.
- Bei im Säuglingsalter gegen Hepatitis B geimpften Personen mit neu aufgetretenem Hepatitis B-Risiko (z. B. durch Aufnahme einer Beschäftigung im Gesundheitsdienst) sollte eine Auffrischimpfung durchgeführt werden.

---

[1] https://www.bundesanzeiger.de/pub/de/amtliche-veroeffentlichung?1.

Anschließend sollte 4–8 Wochen nach der Impfung zur Überprüfung des Impferfolgs eine serologische Kontrolle erfolgen.

3.8 Pneumokokken-Infektionen

Bei Pneumokokken handelt es sich um potenziell pathogene Bakterien der Gattung *Streptococcus pneumoniae,* von denen über 90 unterschiedliche Serotypen bekannt sind. Sie verursachen den größten Teil aller Lungenentzündungen, die oft schwer verlaufen. In Deutschland sterben jährlich über 5000 Menschen an den Folgen einer Pneumokokken-Infektion.

Pneumokokken besiedeln häufig asymptomatisch den Nasenrachenraum gesunder Menschen. Sie können sich jedoch ausbreiten und Krankheiten der oberen (Sinusitis, Otitis media) und unteren (Pneumonie) Atemwege verursachen. Bei den invasiven Pneumokokken-Erkrankungen (invasive pneumococcal disease, IPD) gelangen die Bakterien in normalerweise sterile Körperflüssigkeiten und rufen dort Erkrankungen hervor, vor allem Septikämien und eitrige Meningitiden. Die Ansteckung mit Pneumokokken erfolgt durch Tröpfcheninfektion von Mensch zu Mensch oder über kontaminierte Oberflächen.

Säuglinge und Kleinkinder bis zu einem Alter von 2 Jahren sind besonders gefährdet, eine IPD zu erleiden. Auch ältere Menschen, Personen mit bestimmten chronischen Grundleiden sowie Personen mit angeborenen oder erworbenen Immundefekten bzw. Immunsuppression haben ein erhöhtes Risiko für eine schwere Pneumokokken-Erkrankung.

Die Impfung gegen Pneumokokken deckt einen Großteil der pathogenen Erreger ab und schützt effektiv vor dem Ausbruch einer Infektion. Nach Einführung der Säuglingsimpfung (2006) mit Konjugatimpfstoffen zeigte sich eine deutliche Abnahme der invasiven Pneumokokken-Erkrankungen, die durch die Serotypen ausgelöst waren, gegen die die eingesetzten Impfstoffe schützen. Dieser Rückgang zeigte sich nicht nur in der Altersgruppe der geimpften Kleinkinder, sondern zusätzlich auch in allen anderen Altersgruppen, insbesondere bei Senioren. Der 23-valente Pneumokokken-Polysaccharid-Impfstoff (PPSV23) kann dagegen Schutz gegen die zusätzlichen Serotypen vermitteln, die bei Senioren die größte Rolle spielen. Für Personen ab 18 Jahren ist seit 2022 in Deutschland ein 20-valenter Pneumokokken-Konjugatimpfstoff (PCV20) zugelassen. Nach Auswertung der verfügbaren Evidenz zur Sicherheit und Wirksamkeit sowie den Ergebnissen aus einer Modellierung bewertet die STIKO PCV20 als überlegen gegenüber den bisher empfohlenen Impfstoffen PPSV23 und PCV13.

IMPFEMPFEHLUNG DER STIKO:

- Laut Empfehlung der Ständigen Impfkommission (STIKO) sollen reifgeborene Säuglinge im Alter von 2, 4 und 11 Monaten je eine Teilimpfung mit dem 13- oder 15-valenten Konjugatimpfstoff (PCV13, PCV15) gegen Pneumokokken erhalten. Die Impfung kann bis zum 2. Geburtstag nachgeholt werden.
- Erwachsenen ab 60 Jahren ohne Grunderkrankung und Personen ab 18 Jahren mit Risikofaktoren für schwere Pneumokokken-Erkrankungen bzw. mit beruflicher Indikation wird seit September 2023 eine einmalige Impfung mit PCV20 empfohlen (Epidemiologisches Bulletin 39/2023).
- Kindern und Jugendlichen im Alter von 2 – 17 Jahren mit chronischen Erkrankungen und Immundefekten oder anderen Risiken wird eine sequenzielle Impfung mit PCV13 oder PCV15 und nach 6 bis 12 Monaten mit PPSV23 empfohlen. Über die Empfehlung von PCV20 für Kinder und Jugendliche wird die STIKO nach der Zulassung für diese Altersgruppe, voraussichtlich Ende 2023/Anfang 2024, entscheiden.

3.9   Meningokokken C – Infektionen

Neisseria meningitidis (Meningokokken) treten nur beim Menschen auf und werden in 12 Serogruppen eingeteilt, die lokal unterschiedlich häufig vorkommen. Invasive Meningokokken-Erkrankungen werden meist durch Erreger der Serogruppen A, B, C, W, X und Y verursacht, in Deutschland derzeit fast ausschließlich durch B, C, W und Y. Die Übertragung geschieht durch engen körperlichen Kontakt mit Übertragung von oropharyngealen Sekreten.

Eine invasive Meningokokken-Erkrankung kann in jedem Lebensalter auftreten. Die höchsten Inzidenzen werden im 1. und 2. Lebensjahr beobachtet, mit einem zweiten, kleineren Inzidenzgipfel bei 15- bis 19-jährigen Jugendlichen.

Invasive Meningokokken-Erkrankungen verlaufen vor allem als Meningitis und/oder Sepsis, letzteres bei über zwei Drittel der in Deutschland gemeldeten Erkrankungen. Diese gehen in 10 bis 15 % der Fälle mit einer besonders schweren Form des septischen Schocks, dem Waterhouse-Friderichsen-Syndrom, einher. Bei den meisten Erkrankten treten zunächst grippeähnliche Symptome und ein ausgeprägtes Krankheitsgefühl auf. Hinzu kommen starke Kopfschmerzen, hohes Fieber, Übelkeit, Lichtempfindlichkeit und Nackensteifheit, oft auch punktförmige Einblutungen in die Haut. Säuglinge können unter Fieber oder Erbrechen leiden, sind zum Teil unruhig und schreien laut oder aber sind teilnahmslos und apathisch. Meningokokken-Erkrankungen müssen aufgrund ihres oft schweren Verlaufes immer stationär im Krankenhaus mit Antibiotika behandelt werden. Neben dem relativ hohen Sterblichkeitsrisiko (1 % bei Meningitis, 13 bis 33 % bei Sepsis) drohen durch schwere Komplikationen Spätfolgen wie Organschäden, Verlust von Gliedmaßen, Entwicklungs- und Lernstörungen, Lähmungen, Krampfanfälle, Innenohrschädigung u. a.

In **Deutschland** wurde seit 2004 ein Rückgang der Inzidenz beobachtet. Die Mehrzahl der Erkrankungen wird durch Erreger der Serogruppe B (ca. 60 %) verursacht. Die COVID-19-Schutzmaßnahmen haben zu einer drastischen Reduktion der Zahl invasiver Meningokokken-Fälle von 257 im Jahr 2019 auf 138 im Jahr 2020 geführt. Der Anteil der Erkrankungen durch Erreger der Serogruppe C hat sich vor allem bei Kleinkindern verringert, seitdem im Jahr 2006 für alle Kinder im ersten Lebensjahr eine Impfung mit einem monovalenten Meningokokken-C-Konjugatimpfstoff empfohlen wurde.

IMPFEMPFEHLUNG DER STIKO:

- Die Ständige Impfkommission (STIKO) empfiehlt seit 2006 für alle Kinder eine einmalige Impfung gegen den Meningokokken-Serotyp C zu Beginn des zweiten Lebensjahres. Eine Routineimpfung gegen den Serotyp B wird in Deutschland derzeit (noch) nicht empfohlen.
- Versäumte Impfungen sollten spätestens bis zum 18. Geburtstag nachgeholt werden.
- Besteht ein erhöhtes Risiko einer Meningokokken-Erkrankung (zum Beispiel aufgrund von Auslandsreisen, bestimmten Grunderkrankungen oder einem erhöhten Ansteckungsrisiko), werden auch Impfungen gegen weitere Serotypen empfohlen.
- Personen aus dem Haushalt eines Meningokokken-Erkrankten sollten so schnell wie möglich gegen den jeweiligen Serotyp geimpft werden (zusätzlich zur vorsorglichen Gabe von Antibiotika).

3.10 Masern

Die Masernerkrankung wird durch ein humanpathogenes RNA-Virus aus der Gattung der Morbilliviren hervorgerufen. Vor Einführung der Impfungen traten jährlich weltweit geschätzt 2–3 Mio. masernbedingte Todesfälle auf, insbesondere bei Kindern im Alter von bis zu 5 Jahren. Schätzungen zufolge konnten zwischen 2000 und 2017 weltweit rund 21 Mio. Todesfälle durch Impfungen gegen Masern verhindert werden. An Masern erkranken in Deutschland nicht nur Kinder, sondern auch zunehmend nicht oder nicht ausreichend geimpfte (junge) Erwachsene. Säuglinge und Kleinkinder sowie Erwachsene ab 20 Jahren haben ein höheres Risiko für Komplikationen.

Masern sind eine der ansteckendsten Krankheiten des Menschen überhaupt und werden via Tröpfchen oder Aerosole übertragen. Typische Erkältungssymptome werden klassischerweise vom Enanthem an der Mundschleimhaut (Koplik-Flecken) und einem Exanthem der Haut (makulopapulös, später schuppig) gefolgt. Masern führen zu einer transitorischen Immunschwäche, die monatelang anhalten kann, so dass die Gefahr bakterieller Superinfektionen wie Otitis media, Bronchitis oder Pneumonie besteht. Bei 1 von 1000 Erkrankten kommt es einige Tage nach Krankheitsausbruch zu einer postinfektiösen Enzephalitis, die bei 10 bis 20 % der Betroffenen tödlich und bei 20 bis 30 % mit dauerhaften neurologischen Schäden endet. Die Subakute Sklerosierende Panenzephalitis (SSPE) stellt eine sehr seltene Spätkomplikation dar, die sich durchschnittlich 6–8 Jahre nach Infektion manifestiert und vor allem bei einem Erkrankungsalter bis 5 Jahren auftritt, je jünger desto häufiger. Es handelt sich um eine fortschreitende neurologische Degeneration mit infauster Prognose.

Zwar sind keine kongenitalen Fehlbildungen durch mütterliche Maserninfektion bekannt, jedoch kann bei einer Infektion am Ende der Schwangerschaft das Kind mit neonatalen Masern geboren werden. An Masern erkrankte Schwangere haben ein erhöhtes Risiko für die Entwicklung einer Pneumonie sowie für Fehl- oder Frühgeburten.

Deutschland hat sich zu den Zielen der WHO bekannt, die Eliminierung der Masern anzustreben, was erst gelingen kann, wenn mindestens 95 % der Bevölkerung gegen Masern geimpft sind.

IMPFEMPFEHLUNG DER STIKO:

- 2 Impfstoffdosen eines Kombinationsimpfstoffs (MMR-Impfstoff) im Alter von 11 und 15 Monaten. Hierbei ist ein Mindestabstand von 4 Wochen zwischen den beiden Impfstoffdosen einzuhalten.
- Versäumte Impfungen sollten spätestens bis zum 18. Geburtstag nachgeholt werden.
- Nach 1970 geborenen Erwachsenen mit unklarem Impfstatus, ohne Impfung oder mit nur einer Impfung in der Kindheit wird eine Impfstoffdosis eines MMR-Impfstoffs empfohlen.

- Für Beschäftigte im medizinischen Bereich, in Gemeinschaftseinrichtungen (wie u. a. Schulen und Kindergärten) und -unterkünften gilt seit Januar 2020 die beruflich indizierte Impfempfehlung für eine insgesamt 2-malige MMR-Impfung.

3.11 Mumps („Ziegenpeter")

Das Mumpsvirus, ein RNA-Virus, ist weltweit verbreitet und hochansteckend. Es wird durch Tröpfchen-Infektion übertragen. Nach Einführung der Standardimpfung im Kindesalter in den östlichen Bundesländern Anfang der 1990er-Jahre nahm die Anzahl der Mumpsfälle kontinuierlich ab. In Deutschland kam es in den letzten Jahren immer wieder zu größeren Mumpsausbrüchen, bei denen vorwiegend ältere Jugendliche und junge Erwachsene betroffen waren. Mit steigendem Erkrankungsalter wird eine Zunahme der Komplikationsrate beobachtet.

Der Großteil der Mumps-Infektionen im Kleinkindalter verläuft subklinisch oder als akute respiratorische Erkrankung. Typischerweise tritt eine ein- oder beidseitige schmerzhafte Parotisschwellung auf. Eine ZNS-Beteiligung (aseptische Meningitis, transienter Gehörverlust) wird bei männlichen Erkrankten häufiger beobachtet als bei weiblichen. Sehr selten (1 %) tritt eine Enzephalitis auf, die auch tödlich enden kann (1,5 % der Fälle). Männer sind in 30 % von einer uni- oder bilateralen Orchitis betroffen, die zur Sterilität führen kann. Bei der erwachsenen Frau treten in bis zu 30 % Mastitiden auf, Adnexitiden in 5 %. Mumps-assoziierte kongenitale Fehlbildungen sind nicht bekannt.

IMPFEMPFEHLUNG DER STIKO:

- 2 Impfstoffdosen eines Kombinationsimpfstoffs (MMR-Impfstoff) im Alter von 11 und 15 Monaten. Hierbei ist ein Mindestabstand von 4 Wochen zwischen den beiden Impfstoffdosen einzuhalten.
- Versäumte Impfungen sollten spätestens bis zum 18. Geburtstag nachgeholt werden.
- Für Beschäftigte (nach 1970 geboren) im medizinischen Bereich, in Gemeinschaftseinrichtungen (wie u. a. Schulen und Kindergärten) und -unterkünften gilt seit Januar 2020 die beruflich indizierte Impfempfehlung der STIKO für eine insgesamt 2-malige MMR-Impfung.

3.12 Röteln

Das Rötelnvirus, ein RNA-Virus, ist weltweit verbreitet und wird durch Tröpf-cheninfektion übertragen. Eine postnatale Infektion verläuft in 50 % der Fälle asymptomatisch, eine Infektion während der Schwangerschaft kann jedoch zum kongenitalen Rötelnsyndrom führen (auch konnatale Rötelnembryopathie, CRS). Weltweit gehen die Rötelninfektionen seit Einführung der Impfung zurück: waren es im Jahr 2000 noch 670.000 Fälle, wurden 2018 bei der WHO nur noch 15.000 gemeldet. Bis zu 90 % der Infektionen finden im Kindesalter statt.

Die Röteln-Erkrankung ist neben unspezifischen Symptomen (Fieber, Kopf-schmerzen) durch ein kleinfleckiges Exanthem gekennzeichnet, das im Gesicht beginnt, sowie durch Schwellung der retroaurikulären und nuchalen Lymphkno-ten. Seltene, mit dem Lebensalter zunehmende Komplikationen sind Arthralgien, Arthritiden und Enzephalitiden. Im Falle einer Infektion der Mutter während der Schwangerschaft verursacht eine über die Plazenta erfolgte Infektion beim sich entwickelnden Fetus schwere Schäden, deren Häufigkeit und Schweregrad vom Infektionszeitpunkt während der Schwangerschaft abhängen. Sie kann zu einer Fehl- oder Totgeburt oder Embryopathien wie Taubheit, Augenschäden, geisti-ger Behinderung, Herzfehlbildungen und Knochendefekten führen. Erfolgt die Rötelninfektion vor der 12. SSW, sind bis zu 90 % der Feten vom CRS betroffen. Kinder, die postpartal zunächst unauffällig sind, können auch zu einem späte-ren Zeitpunkt noch Entwicklungsstörungen wie psychomotorische Retardierungen und Verhaltensauffälligkeiten zeigen.

Die Elimination der Röteln ist ein erklärtes Ziel der deutschen und interna-tionalen Gesundheitspolitik. Deutschland hat im Dezember 2020 den Status der Elimination der Röteln von der WHO erhalten. Der letzte konnatale Rötelnfall wurde dem RKI im Jahr 2015 gemeldet.

IMPFEMPFEHLUNG DER STIKO:

- 2 Impfstoffdosen eines Kombinationsimpfstoffs (MMR-Impfstoff) im Alter von 11 und 15 Monaten. Hierbei ist ein Mindestabstand von 4 Wochen zwischen den beiden Impfstoffdosen einzuhalten.
- Versäumte Impfungen sollten spätestens bis zum 18. Geburtstag nachgeholt werden.
- Ungeimpften Frauen oder Frauen mit unklarem Impfstatus im gebärfähigen Alter wird eine zweimalige Impfung mit einem MMR-Impfstoff empfohlen. Einmal geimpften Frauen im gebärfähigen Alter wird eine einmalige Impfung mit einem MMR-Impfstoff empfohlen.
- Sind zwei Impfungen gegen Röteln dokumentiert, sind Frauen im gebärfähigen Alter zuverlässig gegen Röteln bzw. eine eventuelle Rötelnembryopathie in der Frühschwangerschaft geschützt. Eine Titerkontrolle wird von der STIKO nicht empfohlen.
- Für Beschäftigte (nach 1970 geboren) im medizinischen Bereich, in Gemeinschaftseinrichtungen (wie u. a. Schulen und Kindergärten) und -unterkünften gilt seit Januar 2020 die beruflich indizierte Impfempfehlung der STIKO für eine insgesamt 2-malige MMR-Impfung.

3.13 Varizellen

Windpocken (Varizellen) sind eine hochansteckende und weltweit verbreitete Viruserkrankung, die durch das Varizella-Zoster-Virus (VZV) verursacht wird. Das Alpha-Herpesvirus wird durch Tröpfchen- oder Schmierinfektion übertragen und kann zwei verschiedene klinische Krankheitsbilder verursachen: Varizellen bei exogener Erstinfektion und Herpes zoster bei endogener Reaktivierung.

Vor der allgemeinen Impfempfehlung traten in Deutschland durchschnittlich etwa 750.000 Erkrankungen pro Jahr auf. Die Häufigkeit der Varizellen stieg bereits im Kleinkindesalter stark an. Bei über 95 % aller Erwachsenen waren Antikörper gegen das VZV nachweisbar. Nach Einführung der allgemeinen Impfempfehlung im Jahr 2004 wurde bereits in den ersten 8 Jahren ein Rückgang der Erkrankungshäufigkeit um insgesamt etwa 85 % beobachtet. Am stärksten war dieser Rückgang bei Kindern unter 10 Jahren.

Das Hauptmerkmal der Windpocken sind Hautläsionen, die aus Papeln, Bläschen und Schorf in verschiedenen Entwicklungsstadien („Sternenhimmel")

bestehen und narbig abheilen können. Obwohl Windpocken meist gutartig verlaufen, kann es auch zu schweren Komplikationen kommen, vor allem bei
Erwachsenen. Zu nennen sind vor allem bakterielle Superinfektionen der Hautläsionen sowie die Varizellenpneumonie, die besonders für schwangere Frauen eine
Gefahr darstellt. Beim Auftreten von Varizellen im ersten und zweiten Trimenon
der Schwangerschaft kann in ca. 2 % das fetale Varizellensyndrom entstehen,
das in seinem Vollbild durch segmental angeordnete Hautveränderungen (Ska-
rifikationen, Ulcera, Narben), neurologische Erkrankungen, Augenschäden und
Skelettanomalien gekennzeichnet ist. Bei perinataler Infektion der Mutter 5 Tage
vor bis 2 Tage nach der Geburt droht eine schwere neonatale Erkrankung des
Säuglings, die wegen des fehlenden Nestschutzes und des unreifen Immunsystems
mit einer Letalität bis zu 30 % verbunden ist.

IMPFEMPFEHLUNG DER STIKO:

- 2 Impfstoffdosen eines Kombinationsimpfstoffs (MMR-Impfstoff) im Alter
  von 11 und 15 Monaten. Hierbei ist ein Mindestabstand von 4 Wochen
  zwischen den beiden Impfstoffdosen einzuhalten.
- Eine Nachholimpfung fehlender Impfstoffdosen wird bis zum 18. Geburtstag
  empfohlen.
- Für seronegative Frauen mit Kinderwunsch und weitere Indikationsgruppen
  wird die zweimalige Varizellen-Impfung empfohlen.
- Für seronegative Beschäftigte im medizinischen Bereich, in Gemeinschaftseinrichtungen (wie u. a. Schulen und Kindergärten) und -unterkünften gilt
  seit Januar 2020 die beruflich indizierte Impfempfehlung der STIKO für eine
  insgesamt 2-malige Varizellen-Impfung.

3.14 Infektionen durch Humane Papillomaviren – HPV

Humane Papillomaviren sind eine DNA-Virus-Großfamilie mit über 200 verschiedenen Genotypen. Je nach onkogenem Potential werden low-risk- und
high-risk-Typen unterschieden. HPV – Infektionen gehören zu den häufigsten
sexuell übertragbaren Krankheiten (STD). Die Übertragung kann auch durch
engen Hautkontakt erfolgen.

Das häufigste HPV-induzierte Krankheitsbild sind Genitalwarzen, die zu 90 %
durch HPV 6 und 11 ausgelöst werden. Im Alter von 15 bis 49 Jahren sind etwa
1–2 % der sexuell aktiven Erwachsenen davon betroffen. Nach den gutartigen

Genitalwarzen sind Präkanzerosen am Gebärmutterhals das zweithäufigste durch HPV induzierte klinische Krankheitsbild. Als Maßnahme der Sekundärprävention wird in diesen Fällen eine Konisation durchgeführt. Davon sind in Deutschland jährlich ca. 56.000 Frauen betroffen, mit einem Häufigkeitsgipfel im Alter von 30 bis 34 Jahren. Der Eingriff ist ebenso wie unbehandelte Krebsvorstufen mit Schwangerschaftskomplikationen assoziiert, insbesondere mit einem lebenslang erhöhten Risiko für eine Frühgeburt.

Der natürliche Verlauf einer HPV-Infektion am Gebärmutterhals ist in der Fachliteratur genau beschrieben (Abb. 3.1). Es besteht ein hohes kumulatives Risiko einer Ansteckung im Lauf des Lebens, wobei die meisten Infektionen unbemerkt bleiben und transient verlaufen. In einem kleineren Prozentsatz kommt es jedoch zur Entstehung niedriggradiger Zellveränderungen, die ein hohes spontanes Rückbildungspotenzial haben. Wenn sich eine mittel- bis hochgradige Zellveränderung entwickelt, nimmt die Chance auf spontane Regression ab, und das Risiko der Entstehung eines invasiven Karzinoms nimmt zu.

Die durch die HPV- Infektion verursachten Zellveränderungen der Zervix werden im Rahmen der Krebsfrüherkennung mittels zytologischem Abstrich nach Papanicolaou entdeckt. Seit ihrer Einführung Anfang der 1970er Jahre sind sowohl Inzidenz als auch Sterblichkeit an Gebärmutterhalskrebs in Deutschland auf etwa ein Viertel des Ausgangswerts gesunken.

Seit 01.01.2020 wird Frauen ab 35 Jahren im Rahmen der oKFE-RL alle drei Jahre der sogenannte Ko-Test angeboten, also die Kombination von zytologischem Abstrich und HPV-Test. Ein weiterer Rückgang der Inzidenz des

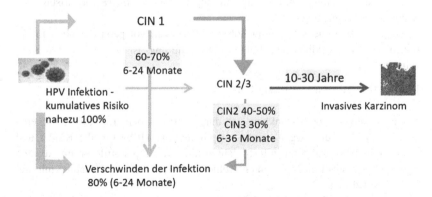

Abb. 3.1 Natürlicher Verlauf einer HPV-Infektion am Gebärmutterhals. (Mit freundlicher Genehmigung von Gallwas J, Universität Göttingen)

Zervixkarzinoms kann nur durch primäre Prävention in Form von hohen HPV-Impfquoten und eine Steigerung der Teilnahmerate an der Krebsfrüherkennung erzielt werden.

In Deutschland erkranken jährlich ca. 4600 Frauen an einem Zervixkarzinom, etwa 1500 versterben jedes Jahr an dieser Erkrankung. Es gibt etwa ein Dutzend Hochrisiko-Subtypen, wobei Typ 16 und 18 für ca. 70 % der Zervixkarzinomfälle verantwortlich sind. Weitere 15 % sind auf die Genotypen 31, 33, 45, 52, 58 zurückzuführen, von denen Antigene im nonavalenten Impfstoff enthalten sind. Zusätzlich sind in Deutschland jährlich etwa 1650 Vulva-, Vaginal-, Anal- und Oropharynx-Karzinome bei Frauen und etwa 600 Analkarzinome, 250-360 Peniskarzinome sowie 745-1380 Oropharynxkarzinome bei Männern zu verzeichnen.

Im Rahmen einer umfangreichen kanadischen Metaanalyse konnte gezeigt werden, dass nach Einführung von Impfprogrammen in 14 Ländern innerhalb von 4–8 Jahren sowohl ein signifikanter Rückgang von HPV-Infektionen, Genitalwarzen und Präkanzerosen bei geimpften Personen als auch Herdeneffekte bei Ungeimpften zu verzeichnen waren. Eine schwedische Registerstudie, die im Zeitraum 2006 bis 2017 Daten von > 1,6 Mio. Mädchen und Frauen zwischen 10 und 30 Jahren analysierte, konnte zudem einen signifikanten Rückgang an Zervixkarzinomen in der Gruppe der Geimpften nachweisen: Mädchen, die vor dem Alter von 17 Jahren gegen HPV geimpft wurden, hatten ein um 88 % geringeres Risiko für Gebärmutterhalskrebs als ungeimpfte Mädchen. Frauen, die zwischen 17 und 30 Jahren gegen HPV geimpft wurden, hatten noch immer ein um 53 % geringeres Risiko für Gebärmutterhalskrebs als ungeimpfte Frauen. Das unterstreicht die Bedeutung von Catchup-Impfungen, die bis zum 18. Geburtstag eine reguläre Kassenleistung darstellen.

Die HPV-Impfung schützt mit hoher Wirksamkeit vor persistierenden Infektionen und ihren klinischen Folgen. Die Impfung ist allerdings besonders zeitsensibel.

IMPFEMPFEHLUNG DER STIKO:

- Zur Reduktion der Krankheitslast durch HPV-assoziierte Tumore ist eine generelle Impfung gegen humane Papillomviren (HPV) für alle Kinder und Jugendlichen im Alter von 9–14 Jahren mit zwei Impfstoffdosen im Abstand von mindestens fünf Monaten empfohlen, ab dem Alter von 15 Jahren mit drei Impfstoffdosen.
- Versäumte Impfungen gegen HPV sollen vor dem 18. Geburtstag nachgeholt werden. Eine Auffrischimpfung wird bisher nicht empfohlen.

- Ungeimpfte Personen, die älter sind als 17 Jahre, können ebenfalls von einer Impfung gegen HPV profitieren. Es liegt in der Verantwortung des Arztes, nach individueller Prüfung von Nutzen und Risiko seine PatientInnen auf der Basis der Impfstoffzulassung darauf hinzuweisen.
- Krebs-Früherkennungsuntersuchungen sollten auch nach einer erfolgten HPV-Impfung wahrgenommen werden, da die Impfung nicht vor allen potenziell onkogenen HPV-Typen schützt.

3.15 Herpes zoster

Der Erreger des Herpes zoster ist das Varizellen-Zoster-Virus (VZV). Nach durchgemachter Varizellenerkrankung (meist im Kindesalter) persistiert das Virus in den Spinal- bzw. Hirnnervenganglien und führt dann nach endogener Reaktivierung zu einer Gürtelrose. Meist sind die Betroffenen über 60 Jahre alt. In Deutschland erkranken jährlich bis zu 300.000 Menschen an Gürtelrose, wobei das Risiko altersabhängig ansteigt. Frauen erkranken häufiger als Männer.

Herpes zoster kann zwar auch nach einer Varizellen-Lebendimpfung auftreten, dies ist aber deutlich seltener als beim ungeimpften Individuum und auch der Krankheitsverlauf ist deutlich milder.

Typisch sind neben den charakteristischen Bläschen entlang des betroffenen Nervendermatoms brennende, ausstrahlende, meist halbseitige Schmerzen. Etwa 12–20 % der Betroffenen entwickeln eine postherpetische Neuralgie (PHN), die sich nach dem Abklingen des Exanthems mit zurückbleibenden erheblichen Schmerzen manifestiert und im Einzelfall lebenslang anhalten kann. Bei Befall des Nervus Trigeminus kann es zum Zoster ophthalmicus kommen. Weitere Zostermanifestationen können der Zoster oticus und Zoster maxillaris sein sowie der Zoster genitalis bei Befall der Nerven im Genitalbereich. Bei Immundefizienz kann es zum disseminierten Zoster mit lebensbedrohlichem Krankheitsverlauf kommen.

Der Kontakt mit dem infektiösen Inhalt der Bläschen kann bei empfänglichen Personen zu einer Ansteckung mit Windpocken führen. Die Ansteckungsgefahr eines an Herpes zoster Erkrankten kann durch Abdecken der betroffenen Hautareale reduziert werden.

Die Impfung gegen Herpes zoster schützt effektiv vor der Ausbildung sowohl der Gürtelrose als auch der PHN.

IMPFEMPFEHLUNG DER STIKO:

- Personen ab dem Alter von 60 Jahren wird die zweimalige Impfung mit dem adjuvantierten Herpes-zoster-Totimpfstoff im Abstand von mindestens 2 bis maximal 6 Monaten empfohlen
- Diese Empfehlung gilt auch für Personen ab dem Alter von 50 Jahren bei erhöhter gesundheitlicher Gefährdung infolge einer Grunderkrankung
- Die Impfung mit dem in Deutschland zugelassenen Herpes-zoster-Lebendimpfstoff wird nicht als Standardimpfung empfohlen

3.16 Influenza

Die saisonale Influenza wird derzeit von vier Virustypen (jeweils zwei Influenza A- und B-Varianten) verursacht, von denen weltweit verschiedene Varianten zirkulieren. Die Influenzaviren sind charakterisiert durch spikeartige Oberflächenstrukturen, die durch die Glykoproteine Hämagglutinin (HA) und Neuraminidase (NA) gebildet werden. Influenza A-Viren werden nach Typ und Subtyp benannt, z. B. A(H3N2). Bei der Influenza B gibt es keine Subtypen, aber seit Jahren zirkulieren weltweit zwei genetisch unterschiedliche Linien (Yamagata-Linie und Victoria-Linie). Der Mix an Varianten ändert sich von Jahr zu Jahr, aber auch innerhalb einer Saison.

Die saisonale Influenza löst in Deutschland jährlich im Winterhalbjahr eine Grippewelle in unterschiedlichem Ausmaß aus, bei der 5 bis 20 % der Bevölkerung erkranken. Das führt regelmäßig zu einer erheblichen Anzahl von Arztbesuchen, Krankschreibungen, Krankenhauseinweisungen und Todesfällen. In schwerverlaufenden Saisons sterben in Deutschland mehr als 20.000 Menschen an den Folgen einer Influenza-Erkrankung.

Influenza ist eine hochansteckende, schwere Virusinfektion der Atemwege. Die Übertragung erfolgt hauptsächlich durch Tröpfcheninfektion, aber auch über kontaminierte Hände und Oberflächen mit nachfolgendem Schleimhautkontakt. Bei einem Drittel der Infizierten kommt es neben Husten, Halsschmerzen, Kopf- und Gliederschmerzen zu hohem Fieber und schwerem Krankheitsgefühl. Kleinkinder, ältere, vorerkrankte und schwangere Personen sind besonders gefährdet für schwere Verläufe. Dann besteht die Gefahr von Komplikationen in Form von primären oder sekundären Pneumonien, Exazerbation von Grunderkrankungen sowie Herzinfarkten und Schlaganfällen. Eine Influenza-Infektion in der Schwangerschaft ist mit einem – mit dem Schwangerschaftsalter zunehmenden – erhöhten

Risiko für schwere Krankheitsverläufe und Hospitalisierung sowie für Frühgeburten und Totgeburten assoziiert. Säuglinge bis zum Alter von 6 Monaten sind bei einer Influenza-Infektion durch Fieber(krämpfe) und schwere generalisierte Erkrankung bedroht.

In Deutschland verfügbare Influenza-Impfstoffe sind frühestens ab dem Alter von 6 Monaten zugelassen. Die maternale Impfung zeigt kein erhöhtes Risiko für schwerwiegende Impfreaktionen oder schwangerschaftsassoziierte mütterliche und neonatale Komplikationen und führt zu signifikant weniger Frühgeburten, Totgeburten und neonatalen Todesfällen. Bei Säuglingen geimpfter Mütter ist eine signifikante Reduktion von Erkrankungen und Hospitalisierungen zu verzeichnen.

Der beste verfügbare Schutz gegen saisonale Influenza ist eine Impfung, wobei die volle Ausbildung eines Impfschutzes etwa 2 Wochen benötigt. Die Wirksamkeit des Impfschutzes gegen eine laborbestätigte Influenzaerkrankung liegt zwischen 40 % und 60 %, bei jungen Erwachsenen bis zu 80 %. Neben einem nasalen Lebendimpfstoff für Kinder stehen diverse Totimpfstoffe unterschiedlicher Technologie (unter Verwendung von Hühnereiern oder von Zellkulturen) sowie unterschiedlicher Dosierung der Impfantigene zur Verfügung.

IMPFEMPFEHLUNG DER STIKO:
Impfung mit einem inaktivierten quadrivalenten Hochdosis-Impfstoff mit aktueller von der WHO empfohlener Antigenkombination, in der Regel jährlich im Herbst:

- Für alle Personen ab 60 Jahren
- Für Personen ≥ 6 Monate mit erhöhter gesundheitlicher Gefährdung infolge einer Grunderkrankung,
- Für Heimbewohner
- Für alle Schwangeren ab dem 2. Trimenon, bei erhöhter gesundheitlicher Gefährdung infolge einer Grunderkrankung ab 1. Trimenon
- Für Personen mit erhöhter beruflicher Gefährdung, z. B. medizinisches Personal, Personen in Einrichtungen mit umfangreichem Publikumsverkehr sowie Personen, die als mögliche Infektionsquelle für von ihnen betreute Risikopersonen fungieren können

3.17   COVID 19

Am 31.12.2019 wurde aus Wuhan das Auftreten eines neuartigen Coronavirus gemeldet, das sich rasch ausbreitete. Knapp 4 Wochen später wurde es von australischen Wissenschaftlern als neuartiges Beta-Coronavirus entschlüsselt und erhielt die Bezeichnung SARS-CoV 2 (severe acute respiratory syndrome corona virus 2). Aufgrund der steigenden Zahl von Erkrankungen auch außerhalb Chinas rief die WHO am 30.01.2020 eine gesundheitliche Notlage von internationaler Tragweite PHEIC (public health emergency of international concern) aus, die am 05.05.2023 für beendet erklärt wurde. Mit Stand vom 21.06.2023 meldete die WHO[2] mehr als 768 Mio. bestätigte SARS-CoV-2-Infektionen und mehr als 6,9 Mio. Todesfälle an Coronavirus Disease 2019 (COVID-19). In Deutschland wurden bis zum 15. Mai 2023 mehr als 38,4 Mio. SARS-CoV-2-Infektionen und knapp 174.000 SARS-CoV-2-assoziierte Todesfälle registriert. Das Virus zeichnet sich durch eine große Varianz aus, die mit Veränderungen von Übertragbarkeit, Virulenz und/oder veränderter Immunantwort einhergeht.

Die Übertragung erfolgt durch Aerosole und Tröpfchen. Der Krankheitsverlauf variiert stark in Symptomatik und Schwere, es können symptomlose Infektionen bis hin zu schweren Pneumonien mit Lungenversagen und Tod auftreten. Zu den häufigsten Symptomen zählen Husten, Fieber, Schnupfen, Geruchs- und Geschmacksverlust, Kopf- und Gliederschmerzen sowie gastrointestinale Symptome. COVID-19 löst Endothelitiden aus, kann sich somit in vielfältiger Weise und in verschiedenen Organsystemen manifestieren und von kardiovaskulären Erkrankungen, u. a. Myokarditiden, sowie venösen thromboembolischen Ereignissen begleitet sein. Während der Schwangerschaft besteht ein erhöhtes Risiko für einen schweren COVID-19-Verlauf, insbesondere bei vorbestehenden Grunderkrankungen.

Im Zusammenhang mit einer vorangegangenen COVID 19 – Infektion sind mögliche gesundheitliche Langzeitfolgen beobachtet worden, für die der Begriff des Long- bzw. Post-COVID-Syndroms geprägt wurde. Hierzu zählen vielfältige körperliche, kognitive und psychische Symptome, die die Funktionsfähigkeit im Alltag negativ beeinflussen. Die Häufigkeit von Long COVID Symptomen liegt bei Erwachsenen mit Hospitalisierung infolge von COVID-19 deutlich höher als bei milden Verläufen. Die Datenlage bei Kindern und Jugendlichen ist noch immer sehr eingeschränkt.

---

[2] https://covid19.who.int/

Die STIKO hat ihre COVID-19-Impfempfehlung seit der Erstpublikation im Dezember 2020 unter der Berücksichtigung neuer Daten und weiterer Impfstoffzulassungen fortlaufend angepasst. Die COVID-19-Impfempfehlungen der STIKO haben das vordringliche Ziel, schwere Verläufe und Langzeitfolgen von COVID-19 zu verhindern sowie Beschäftigte in der medizinischen und pflegenden Versorgung vor SARS-CoV-2-Infektionen zu schützen. Am 25.05.2023 wurden die Empfehlungen zur COVID-19-Impfung in die aktuellen STIKO-Empfehlungen integriert (Epid Bull 21/23).

IMPFEMPFEHLUNG DER STIKO[3]
Allen Personen ab 18 Jahre wird eine Basisimmunität bestehend aus drei Antigenkontakten (Impfung oder Infektion, aber mit mindestens zwei Impfstoffdosen) empfohlen.

- Zudem empfiehlt die STIKO Personen mit erhöhtem Risiko für schwere COVID-19-Verläufe (Personen im Alter $\geq$ 60 Jahre, Personen ab dem Alter von 6 Monaten mit relevanten Grundkrankheiten, BewohnerInnen in Einrichtungen der Pflege), einem erhöhten arbeitsbedingten Infektionsrisiko (medizinisches oder pflegerisches Personal) sowie Familienangehörigen und engen Kontaktpersonen von Personen unter immunsuppressiver Therapie, die durch eine COVID-19-Impfung selbst nicht sicher geschützt werden können, weitere Auffrischimpfungen, vorzugsweise im Herbst. Zur Auffrischimpfung soll präferenziell ein Varianten-adaptierter mRNA-Impfstoff gemäß Zulassung verwendet und ein Mindestabstand von 12 Monaten zur letzten bekannten SARS-CoV-2-Antigenexposition (Impfung oder Infektion) eingehalten werden. Bei Personen mit relevanter Einschränkung der Immunantwort sind evtl. weitere Impfstoffdosen und ein verkürzter Impfabstand (> 4 Wochen) notwendig.
- Die STIKO empfiehlt noch ungeimpften Schwangeren ab dem 2. Trimenon die Impfung gegen COVID-19 zum Aufbau einer Basisimmunität. Eine akzidentelle Impfung in der Frühschwangerschaft ist keine Indikation für einen Schwangerschaftsabbruch. Ausdrücklich empfiehlt die STIKO Frauen im gebärfähigen Alter (insbesondere mit Kinderwunsch) die COVID-19-Impfung, um bei einer zukünftigen Schwangerschaft bereits im 1. Trimenon geschützt zu sein. Schwangere sollen unabhängig von ihrem Alter mit Comirnaty und nicht mit Spikevax geimpft werden. Schwangeren, die bereits 2 immunologische Ereignisse hatten, soll unabhängig vom Alter ab dem 2. Trimenon eine

---

[3] https://www.rki.de/DE/Content/Infekt/Impfen/Materialien/Faktenblaetter/COVID-19. pdf?__blob=publicationFile.

1. Auffrischimpfung mit Comirnaty entsprechend den Vorgaben für gesunde Erwachsene angeboten werden.
- Schwangeren mit vorliegender Grunderkrankung wird zusätzlich zur Basisimmunität eine 4. Impfstoffdosis (2. Auffrischimpfung) mit einem Variantenadaptierten Impfstoff von Comirnaty mindestens 6 Monate nach dem 3. immunologischen Ereignis empfohlen, die ab dem 2. Trimenon verabreicht werden kann.

3.18   Frühsommermeningoenzephalitis (FSME)

Die FSME ist eine durch Flaviviren verursachte inflammatorische Erkrankung des Gehirns, der Gehirnhaut oder des Rückenmarks. Weltweit gibt es drei relevante Virussubtypen, die eine TBE (tick-borne encephalitis) auslösen können und impfpräventabel sind. Der deutsche Begriff „FSME" bezeichnet die Erkrankung mit dem europäischen Subtyp, der vor allem durch den Stich der Zecke Ixodes ricinus aus ihrem Speichel in die Blutbahn übertragen wird. Infizierte Menschen sind nicht ansteckend.

Die Gefahr einer FSME-Ansteckung besteht vor allem in den Risikogebieten. In Deutschland liegen diese vorwiegend, aber nicht ausschließlich in Baden-Württemberg, Bayern und im südlichen Hessen und Thüringen. Das RKI veröffentlicht jährlich eine aktuelle Karte der Risikogebiete. Im Jahr 2021 wurden insgesamt 390 FSME-Erkrankungen übermittelt (Stand: 21.01.2022). Dies entsprach einer Abnahme von 45 % gegenüber dem Rekordwert im Vorjahr (712 FSME-Erkrankungen).

Zecken können sowohl FSME-Viren übertragen als auch das Bakterium Borrelia burgdorferi, das die sogenannte Lyme-Borreliose verursacht. Während sich die bakteriellen Erreger im Verdauungstrakt der Zecke befinden, liegen die Viren im Speichel vor. Deren Übertragung erfolgt so schnell, dass auch ein zügiges Entfernen der Zecke nicht ausreichend vor einer FSME-Erkrankung schützt. 0,1–5 % der Zecken sind mit FSME, 10–35 % mit Borrelien infiziert; bei der Borreliose ist von einer Infektionsgefährdung in allen Teilen Deutschlands auszugehen.

Der typische Verlauf einer FSME-Erkrankung ist biphasisch, ein hoher Anteil der Infektionen (ca. 70–95 %) verläuft jedoch asymptomatisch oder die zweite Krankheitsphase bleibt aus. 7–28 Tage nach dem Zeckenstich kommt es zu grippalen Symptomen, die nach symptomfreier Zeit von wenigen Tagen bei ca. 10 % der Erkrankten von Meningitis, Enzephalitis und/oder Myelitis gefolgt werden

können. Etwa jede 5. der betroffenen Personen behält langanhaltende oder dauer-
hafte neurologische Schäden (Paresen, Cephalgien, Epilepsie) zurück, etwa 1 %
aller betroffenen Erwachsenen verstirbt. Häufig kommt es aber auch bei sehr
schweren Krankheitsverläufen zu einer vollständigen Genesung. Kinder erleiden
schwere Verläufe deutlich seltener.

Die Indikationsimpfung stellt einen wirksamen Schutz für potenziell gefähr-
dete Einwohnerinnen und Einwohner und Besuchende von Risikogebieten dar.

IMPFEMPFEHLUNG DER STIKO:

- Die STIKO empfiehlt die FSME-Impfung für alle Personen, die in FSME-
  Risikogebieten Zecken-exponiert sind, darüber hinaus für Personen, die durch
  FSME beruflich gefährdet sind, sowie bei möglicher Zeckenexposition in
  FSME-Risikogebieten außerhalb Deutschlands.
- Zunächst erfolgt eine Grundimmunisierung durch insgesamt 3 Impfungen, die
  in einem zeitlichen Abstand von 1–3 Monaten zwischen der ersten und zwei-
  ten Impfung und nach weiteren 5–12 bzw. 9–12 Monaten (je nach Impfstoff)
  für die nachfolgende dritte Impfung verabreicht werden. Auffrischimpfungen
  werden abhängig von Impfstoff und Alter des Impflings immer nach einem
  Zeitraum von 3–5 Jahren empfohlen.

Impfempfehlungen für die verschiedenen Lebensphasen der Frau

4

Die Impfempfehlungen der STIKO basieren auf Nutzen-Risiko-Abwägungen, bei denen eine Reihe von Einflussfaktoren auf die Gefährdungssituation der verschiedenen Zielgruppen mit bewertet werden. Das sind einerseits „externe" Faktoren wie das Expositionsrisiko und epidemiologische Besonderheiten, die eng mit den Eigenschaften des Krankheitserregers zusammenhängen: während der COVID 19 – Pandemie wurde z. B. deutlich, wie unterschiedlich der natürliche Verlauf der COVID 19 – Infektion in verschiedenen Altersgruppen war und dass einzelne spezifische Krankheitsbilder wie das PIMS-TS nur bestimmte Personengruppen betrafen. Andererseits spielen individuelle „interne" Faktoren der Immunabwehr eine Rolle, wie die unter 2.3.3 beschriebenen Phasen physiologischer „Immundefizienz", erst recht jedoch angeborene oder erworbene, zum Teil iatrogen induzierte Immundefekte (4.3).

4.1 Impfungen zum Schutz der reproduktiven Gesundheit, bei Kinderwunsch und während Schwangerschaft und Stillzeit

Die Gesundheit der Frau wird maßgeblich beeinflusst von ihren reproduktiven Funktionen. Impfpräventable Infektionen vor und während der Schwangerschaft und in der Postpartalzeit sind mit erhöhten Risiken für die Gesundheit der Frau, den Schwangerschaftsverlauf und die Gesundheit ihres ungeborenen und neugeborenen Kindes verknüpft. Impfungen der Frau vermitteln ihr selbst einen direkten Schutz durch aktive Immunisierung und dem Kind durch natürliche passive Immunisierung, den sog. Nestschutz. Diese Impfungen können zu **verschiedenen Zeitpunkten** erfolgen:

- Als Standardimpfung im Säuglingsalter: insbesondere die Lebendimpfungen gegen Röteln, Masern und Varizellen induzieren eine robuste Immunantwort und eine langanhaltende Schutzdauer. Das gilt in der Regel auch für die im Säuglingsalter verabreichte Impfung gegen Hepatitis B.
- Die HPV-Impfung erzielt die bestmögliche Wirkung, wenn sie im optimalen Zeitfenster stattfindet.
- Wenn Impflücken für Infektionskrankheiten bei Frauen im gebärfähigen Alter bestehen, sollten sie rechtzeitig vor einer Schwangerschaft geschlossen werden.
- Impfungen gegen die saisonale Influenza, Pertussis und ggf. COVID 19 sind in der Schwangerschaft explizit empfohlen.

▶ **Impfziele sind**

- **für die Frau**
  der Schutz der sexuellen und reproduktiven Gesundheit sowie die primäre Prävention schwerer Erkrankungen in der Schwangerschaft
- **für den Schwangerschaftsverlauf**
  die primäre Prävention von infektionsbedingten Schwangerschaftskomplikationen
- **für das ungeborene und neugeborene Kind**
  die primäre Prävention embryofetaler Entwicklungsstörungen, von Frühgeburten und schweren Erkrankungen des Neugeborenen

Eine wichtige Rolle zum Schutz vor impfpräventablen Krankheiten spielen für Schwangere, Neugeborene und ältere Menschen sowie für Menschen mit Immundefizienz auch das familiäre Umfeld und andere enge Kontaktpersonen, was die Bedeutung eines vollständigen Impfschutzes in jedem Lebensalter unterstreicht.

Die Impfungen sollten zum frühestmöglichen Zeitpunkt erfolgen. Um die Zahl der Injektionen möglichst gering zu halten, sollten unter Berücksichtigung der STIKO-Empfehlungen möglichst Kombinationsimpfstoffe verwendet werden.

4.1.1 Säuglings- und Kindesalter

Der Impfkalender für Säuglinge und Kleinkinder (s. Impfkalender Teil 1) umfasst Impfungen zum Schutz vor Tetanus, Diphtherie, Pertussis, Haemophilus influenzae Typ b, Poliomyelitis, Hepatitis B, Pneumokokken, Rotaviren, Meningokokken C, Masern, Mumps, Röteln und Varizellen. Wegen der besonderen Gefährdung in der frühen Kindheit ist es notwendig, empfohlene Impfungen für Säuglinge möglichst frühzeitig durchzuführen und spätestens bis zum Alter von 15 Monaten die Grundimmunisierungen zu vollenden. Nachholimpfungen gegen Pneumokokken sollten vor dem 2. Geburtstag, gegen Tetanus, Diphtherie, Pertussis (Tdap) und Hib vor dem 5., gegen Poliomyelitis vor dem 9. Geburtstag durchgeführt sein. Im Alter von 5–6 Jahren steht die 1. Auffrischimpfung gegen Tdap an.

4.1.2 Das junge Mädchen/der Teenager

Im Alter von 9–16 Jahren sind die Auffrischimpfung gegen Poliomyelitis und die 2. Auffrischimpfung gegen Tdap vorgesehen, die bis zum 18. Geburtstag nachgeholt werden sollte. Bis zu diesem Zeitpunkt sollten zudem versäumte Impfungen gegen Masern, Mumps, Röteln und Varizellen nachgeholt werden.

In Deutschland erkranken jährlich über 6000 Frauen und fast 1700 Männer an HPV-bedingten Krebserkrankungen. Um ein Vielfaches häufiger kommt es außerdem zu Krebsvorstufen am Gebärmutterhals, die operativ behandelt werden müssen und in der Folge zu Schwangerschaftskomplikationen führen können. Es sind sexuell übertragbare Infektionen, die diese Krankheitsbilder auslösen – Jahre bis Jahrzehnte, nachdem sie stattfanden. Die Impfung gegen HPV erzielt ihre optimale Schutzwirkung, wenn sie vor Aufnahme sexueller Aktivitäten durchgeführt wird. Sie sollte idealerweise im Alter von 9–14 Jahren verabreicht werden und wird bis zum 18. Geburtstag nachgeholt (3.14).

Die STIKO-Empfehlung einer Nachholimpfung bis zum 18. Geburtstag gilt auch für die Impfung gegen Hepatitis B – eine weitere STD mit besonderer Bedeutung für die reproduktive Gesundheit (3.7) – sowie für die Impfung gegen Meningokokken C – Infektionen. Die Impfungen gegen HPV, Hepatitis B und Meningokokken C werden standardmäßig nur bis zum 18. Geburtstag von den Krankenkassen erstattet.

4.1.3 Die Frau in der reproduktiven Lebensphase

Frauen im gebärfähigen Alter sollten einen altersgerechten Impfstatus nach STIKO-Empfehlung haben. Dazu gehören 2 dokumentierte Impfungen gegen MMR, 2 Impfungen gegen Varizellen oder die serologisch nachgewiesene Immunität sowie ein kompletter Tdap-IPV- und COVID-19-Impfstatus. Eine im Säuglingsalter versäumte Impfung gegen Hepatitis B sollte bei bestehender Indikation nachgeholt werden, ggf. auch während der Schwangerschaft.

Röteln- und Varizellen – Infektionen können in der Schwangerschaft zu schwersten Schädigungen des Embryos oder Feten führen (kongenitales Röteln- und fetales/kongenitales Varizellensyndrom). Liegt der Nachweis über zwei erfolgte Rötelnimpfungen vor, ist von einer lebenslangen Immunität auszugehen, weitere Maßnahmen wie Titerkontrollen sind nicht erforderlich. Aufgrund theoretischer Überlegungen wird generell empfohlen, nach Lebendimpfungen (Masern, Mumps, Röteln, Varizellen, Gelbfieber) einen Zeitraum von mindestens 1 Monat bis zu einer Schwangerschaft einzuhalten. Allerdings sind bei Unterschreitung dieses Zeitraums bisher keine fetalen Schädigungen durch diese Impfungen bekannt geworden. Das gilt auch für eine versehentliche Impfung in der Frühgravidität, die keine Indikation für einen Schwangerschaftsabbruch darstellt.

4.1.4 Schwangerschaft und Stillzeit

Impfungen in der Schwangerschaft können Mutter und Kind vor Infektionskrankheiten mit signifikanter Morbidität und Mortalität schützen:

- durch Prävention der mütterlichen Erkrankung
- durch plazentaren Transfer mütterlicher Antikörper
- durch Übertragung von Antikörpern über die Muttermilch.

Für Totimpfstoffe stellt eine Schwangerschaft keine Kontraindikation dar. Dennoch sollten im ersten Drittel der Schwangerschaft nur dringend indizierte Impfungen durchgeführt werden. Eine erfolgte Impfung mit Totimpfstoff stellt keine Indikation für eine Schwangerschaftsverhütung dar. Impfungen mit einem Lebendimpfstoff, wie z. B. gegen Röteln, Masern-Mumps-Röteln (MMR) oder Varizellen, sind in der Schwangerschaft aus theoretischen Überlegungen grundsätzlich kontraindiziert (4.1.3).

Impfungen gegen Influenza, Pertussis und ggf. COVID-19 sind für Schwangere explizit empfohlen. Das primäre Impfziel der maternalen Influenza-Impfung ist der Schutz der Mutter vor schwerem Krankheitsverlauf. Zudem wurde eine Reduktion von Frühgeburten sowie von Influenza-bedingten Erkrankungen und Hospitalisierungen bei Säuglingen geimpfter Mütter in den ersten 6 Monaten nachgewiesen (3.16).

Das Ziel der Pertussisimpfung in der Schwangerschaft ist die Reduzierung von Erkrankungen, Hospitalisierungen und Todesfällen durch Infektionen mit Bordetella pertussis bei Neugeborenen und jungen Säuglingen (2.3.4 und 3.4). Vor der Schwangerschaft geimpfte Frauen haben meist zu niedrige Antikörpertiter, um einen optimalen Schutz des Neugeborenen durch die diaplazentare Übertragung der Antikörper zu bewirken. Die Schwangerenimpfung mit einem ap-haltigen Impfstoff führt dagegen zu hohen Antikörperspiegeln bei der werdenden Mutter und dem Neugeborenen.

Während der Schwangerschaft besteht ein erhöhtes Risiko für einen schweren COVID-19-Verlauf. Deshalb empfiehlt die STIKO allen noch ungeimpften Schwangeren die Impfung ab dem 2. Trimenon. Auch enge Kontaktpersonen von Schwangeren sollten sich gemäß Impfempfehlung gegen COVID-19 impfen lassen (3.17).

In der **Stillzeit** können sowohl die Stillende als auch der gestillte Säugling alle von der STIKO empfohlenen Impfungen bekommen. Lediglich die Impfung gegen Gelbfieber soll bei stillenden Frauen nicht erfolgen, da nach Impfung der Mutter gegen Gelbfieber Einzelfälle von Meningoenzephalitis des gestillten Säuglings berichtet wurden. Die Mutterschaftsnachsorge-Untersuchung am Ende des Wochenbetts bietet sich besonders für die Impfprophylaxe an. Ist die in der Schwangerschaft empfohlene Impfung gegen Pertussis nicht erfolgt, sollte die Mutter bevorzugt in den ersten Tagen nach der Geburt geimpft werden. Zudem sollten postpartal fehlende Impfungen nachgeholt werden, insbesondere gegen Röteln, Masern und Varizellen.

4.2 Die Frau ab dem Klimakterium

Auch in dieser Lebensphase sollte auf fällige oder noch ausstehende Auffrischimpfungen gegen Tetanus, Diphtherie, Pertussis und Poliomyelitis sowie gegen COVID 19 geachtet werden. Alle nach 1970 geborenen Personen ≥ 18 Jahre mit unklarem Impfstatus, ohne Impfung oder mit nur einer Impfung in der Kindheit sollten eine Impfstoffdosis eines MMR-Impfstoffs erhalten (haben).

Ab dem 60. Geburtstag gilt für alle Personen die STIKO-Empfehlung einer Impfung gegen Pneumokokken-Infektionen (3.8) und Herpes Zoster (3.15) sowie die jährliche Impfung gegen saisonale Influenza (3.16). Während die Impfung gegen Tetanus, Diphtherie, Gürtelrose und FSME primär dem Selbstschutz dient, schützen Impfungen gegen Masern, Pertussis, Pneumokokken und Influenza auch das persönliche Umfeld – insbesondere Schwangere, Säuglinge und Kleinkinder sowie Menschen mit Immundefizienz.

4.3   Impfungen bei Immundefizienz

Chronisch kranke und onkologische PatientInnen sowie Personen mit Autoimmunkrankheiten, chronisch-entzündlichen Erkrankungen bzw. unter immunmodulatorischer Therapie haben ein erhöhtes Risiko für einen schweren Verlauf von Infektionskrankheiten. Impfungen können das Risiko für infektionsgetriggerte Schübe sowie Morbidität und Mortalität verringern. Deshalb ist hier neben dem vollständigen Basisimpfschutz (Tetanus, Diphtherie, Poliomyelitis, Pertussis, Hepatitis B, Masern, Mumps, Röteln, Varizellen und ggf. FSME) die jährliche Influenza-Impfung, die Impfung gegen Pneumokokken und ab dem Alter von 50 Jahren die Zoster-Impfung erforderlich. Bei Personen mit angeborener oder erworbener Immundefizienz bzw. unter immunsuppressiver Therapie können zusätzlich Impfungen gegen Meningokokken B und ACWY indiziert sein.

Totimpfstoffe können grundsätzlich bei PatientInnen mit einer Autoimmunkrankheit, einer anderen chronisch-entzündlichen oder onkologischen Erkrankung, ohne oder mit immunsuppressiver Therapie angewendet werden, allerdings kann der Impferfolg eingeschränkt sein. Es besteht kein erhöhtes Risiko bezüglich einer unerwünschten Nebenwirkung durch die Impfung mit Totimpfstoffen. Lebendimpfstoffe sind während der Therapie mit Immunsuppressiva und bei Immundefizienz generell kontraindiziert, da ein Risiko für Erkrankung und für schwere bis tödliche Komplikationen durch die attenuierten Impfviren besteht. In Abhängigkeit von der spezifischen Immundefizienz können jedoch im Einzelfall Lebendimpfungen erwogen werden. Patienten vor geplanter immunsuppressiver Therapie sollen möglichst bis 4 Wochen vor Therapiebeginn fehlende Impfungen, insbesondere fehlende Lebendimpfungen entsprechend den Empfehlungen der STIKO erhalten.

Um einen Zielkonflikt zwischen damit verbundenen zeitlichen Verzögerungen der Therapie einerseits und einem möglichen Verzicht auf den Impfschutz andererseits zu vermeiden, empfiehlt sich der Aufbau eines vollständigen Impfschutzes gemäß STIKO-Empfehlungen bis zum 18. Geburtstag. Von besonderer Bedeutung ist für diese Personengruppe zudem ein vollständiger Impfschutz des persönlichen Umfelds, um das Expositionsrisiko zu reduzieren.

Zusammenfassung/Fazit 5

Die Gesundheit der Frau wird maßgeblich bestimmt von ihren reproduktiven Aufgaben, was sich u. a. in geschlechtsspezifischen Besonderheiten des Immunsystems äußert. Eine zeitgerechte Verabreichung der empfohlenen Standardimpfungen vom Säuglingsalter an sowie die Vermeidung von Impflücken im gebärfähigen Alter bieten den besten Schutz vor Auswirkungen impfpräventabler Erkrankungen auf die Gesundheit der Frau sowie die Gesundheit ihrer Nachkommen. Zum Schutz der Gesundheit von Mutter und Kind sollte auf einen vollständigen Impfschutz enger Kontaktpersonen geachtet werden. In jeder Lebensphase sollten fehlende, unvollständige und altersabhängig fällige Impfungen sowohl zum Selbstschutz als auch zum Schutz des persönlichen Umfelds durchgeführt werden. Frauen nehmen zudem häufig Einfluss auf gesundheitsrelevante Entscheidungen ihrer Familie und sind deshalb eine wichtige Zielgruppe für intensive ärztliche Aufklärung und Impfberatung.

Was Sie aus diesem *essential* mitnehmen können

- Männer und Frauen unterscheiden sich in ihrer Empfänglichkeit für Infektionskrankheiten und ihren immunologischen Antworten sowohl auf fremde als auch auf körpereigene Antigene.
- Impfpräventable Infektionen vor und während der Schwangerschaft und in der Postpartalzeit sind mit erhöhten Risiken für die Gesundheit der Frau, den Schwangerschaftsverlauf und die Gesundheit ihres ungeborenen und neugeborenen Kindes verknüpft.
- Jede zeitgerechte Impfung vom Säuglingsalter an und jede indizierte Nachholimpfung der Frau in der reproduktiven Lebensphase ist eine potenziell maternale Impfung.
- Impfungen während der Schwangerschaft können sowohl die werdende Mutter als auch das ungeborene und neugeborene Kind vor Infektionskrankheiten schützen und das Risiko für Schwangerschaftskomplikationen reduzieren.
- Impfungen der Frau im Seniorenalter schützen ihre eigene Gesundheit und alle engen Kontaktpersonen mit physiologischen oder pathologischen Einschränkungen der Immunabwehr.

Literatur

AG Pertussis der Ständigen Impfkommission (STIKO) (2020) Wissenschaftliche Begründung für die Empfehlung der Pertussisimpfung mit einem Tdap-Kombinationsimpfstoff in der Schwangerschaft. Epid Bull 13:3–34

Albrecht M, Arck PC (2020) Vertically Transferred Immunity in Neonates: Mothers. Mechanisms and Mediators. Front. Immunol. 11:555. https://doi.org/10.3389/fimmu.2020.00555

Anzaghe M, Cichutek K, Waibler Z (2021) Angeborenes Immunsystem spielt untergeordnete Rolle. Dtsch Arztebl 118 (37): [26]. https://doi.org/10.3238/PersImmun.2021.09.17.05

Bopp T (2022) Neue Hoffnungsträger: Impfstoffe gegen Krebs. Berichtsband zur 7. Nationalen Impfkonferenz S 57

Buttmann-Schweiger N, Deleré Y, Klug SJ, Kraywinkel K (2017) Cancer incidence in Germany attributable to human papillomavirus in 2013. BMC Cancer 17(1):682. https://doi.org/10.1186/s12885-017-3678-6.PMID:29037233;PMCID:PMC5644114

Campesi I, Montanelle A, Franconi F (2022) Human monocytes respond to lipopolysaccharide (LPS) stimulation in a sex-dependent manner. J Cell Physiol 237(1):580–588

Creative Diagnostics (2023) Perforin and Granzyme. https://www.creative-diagnostics.com/perforin-granzyme-apoptosis-pathway.htm. Zugegriffen: 1. Juli 2023

Cutolo M, Sulli A, Capellino S, Villaggio B, Montagna P, Seriolo B, Straub RH (2004) Sex hormones influence on the immune system: basic and clinical aspects in autoimmunity. Lupus 13(9):635–638. https://doi.org/10.1191/0961203304lu1094oa. PMID: 15485092

DGfI: Immunologie für Jedermann. https://das-immunsystem.de/wissenswertes/immunsystem_angeboren_und_erworben/. Zugegriffen: 1. Juli 2023

Dranoff G (2004) Cytokines in cancer pathogenesis and cancer therapy. Nat Rev Cancer 4:11–22. https://doi.org/10.1038/nrc1252

Drolet M, Bénard É, Pérez N, Brisson M; HPV Vaccination Impact Study Group (2019) Population-level impact and herd effects following the introduction of human papillomavirus vaccination programmes: Updated systematic review and meta-analysis. Lancet 394(10197):497–509. https://doi.org/10.1016/S0140-6736(19)30298-3

Fischinger S, Boudreau CM, Butler AL, Streeck H, Alter G (2019) Sex differences in vaccine-induced humoral immunity. Semin Immunopathol 41(2):239–249. https://doi.org/10.1007/s00281-018-0726-5

gesundheitsinformation.de: Das angeborene und das erworbene Immunsystem. https://www.gesundheitsinformation.de/das-angeborene-und-das-erworbene-immunsystem.html. Zugegriffen: 1. Juli 2023

Graf I, Hecher K, Arck P (2022) Immunologie der Schwangerschaft: Von lokalen und systemischen Protagonisten zum High-Content-Immunprofiling. Gynäkologie 55:631–639. https://doi.org/10.1007/s00129-022-04973-y

Gross GN et al. (2013) Impfprävention HPV-assoziierter Neoplasien"/ S3-Leitlinie, publiziert bei AWMF-online 12/2013

Impfen bei Immundefizienz: STIKO und Fachgesellschaften. https://www.rki.de/DE/Content/Kommissionen/STIKO/Empfehlungen/STIKO_Weitere/Tabelle_Immundefizienz.html

Jilg W (2021) Der Impfkurs – Eine Anleitung zum richtigen Impfen", ISBN 978-3-609-51077-4

Klein SL, Flanagan KL (2016) Sex differences in immune responses. Nat Rev Immunol 16:626–638. https://doi.org/10.1038/nri.2016.90

Kling K, Keeren K, Beyrer K, Böttcher S, Correa-Martínez CL, Mertens T, Rohde AM, Diedrich S (2022) Wo steht die weltweite Polioeradikation und welche Rolle spielt die Impfung? Epid Bull 41:3–8|https://doi.org/10.25646/10688

Koch J, Piechotta V, Berner R, Bogdan C, Burchard G, Heininger U, Hummers E, von Kries R, Ledig T, Littmann M, Meerpohl J, Mertens T, Röbl-Mathieu M, van der Sande M, Sander L E, Terhardt M, Überla K, Vygen-Bonnet S, Wichmann O, Wicker S, Wiedermann-Schmidt U, Widders G, Zepp F (2023) Empfehlung der STIKO zur Implementierung der COVID-19-Impfung in die Empfehlungen der STIKO 2023 und die dazugehörige wissenschaftliche Begründung. Epid Bull 21:7–48 https://doi.org/10.25646/11461.3

Kovats S (2015) Estrogen receptors regulate innate immune cells and signaling pathways. Cell Immunol 294(2):63–69

Lei J, Ploner A, Elfström KM, Wang J, Roth A, Fang F, Sundström K, Dillner J, Sparén P (2020) HPV vaccination and the risk of invasive cervical cancer. N Engl J Med 383(14):1340–1348. https://doi.org/10.1056/NEJMoa1917338. PMID: 32997908

Pertussis LJ (2018) DGPI Handbuch – Infektionen bei Kindern und Jugendlichen. Georg Thieme, Stuttgart, S 669–675

Oberle D et al (2019) Impfkomplikationen und der Umgang mit Verdachtsfällen. Bundesgesundheitsbl 62:450–461. https://doi.org/10.1007/s00103-019-02913-1

Rieck T, Steffen A, Feig M, Siedler A (2022) Impfquoten bei Erwachsenen in Deutschland – Aktuelles aus der KV-Impfsurveillance. Epid Bull 49:3–23 https://doi.org/10.25646/10855

Röbl-Mathieu M (2018) Impfungen bei Frauen mit Kinderwunsch. Umweltmed – Hygiene – Arbeitsmed 23(5):301–310

Röbl-Mathieu M (2022) Junge Familie: Impfen vor, während und nach der Schwangerschaft. Berichtsband zur 7. Nationalen Impfkonferenz S 67

Röbl-Mathieu M, Kunstein A, Liese J, Mertens T, Wojcinski M (2021) Vaccination in pregnancy. Dtsch Arztebl Int (118):262–268. https://doi.org/10.3238/arztebl.m2021.0020

Röbl-Mathieu M, Terhardt M (2021) Impfen in der Schwangerschaft. Monatsschr. Kinderheilkunde 169(11):1043–1050

RSW Infothek – Gesundheit (2023) Enzyme: Aufbau, Funktion und Wirkung. https://infothek-gesundheit.de/enzyme-aufbau-funktion-und-wirkung-im-koerper/. Zugegriffen: 1. Juli 2023

Shepherd R, Cheung AS, Pang K, Safferty R, Novakovic B (2020) Sexual dimorphism in innate immunity: the role of sex hormones and epigenetics. Front. Immunol. 11:604000

Ständige Impfkommission: Empfehlungen der Ständigen Impfkommission (STIKO) beim Robert Koch-Institut (2023): Epid Bull 4:3–68 https://doi.org/10.25646/10829.3

Ständige Impfkommission und Deutsche Gesellschaft für Tropenmedizin, Reisemedizin und Globale Gesundheit e.v. unter besonderer Mitarbeit von Kling K, Külper-Schiek W, Rothe C, Alberer M, Boecken G, Bogdan C, Feldt T, Köhler C, Ledig T, Löscher T, Meerpohl J, Mertens T, Ramharter M, Rieke B, Röbl-Mathieu M, Rosenbusch D, Schmidt-Chanasit J, Wichmann O, Wiedermann U, Zepp F, Burchard G: Empfehlungen der Ständigen Impfkommission (STIKO) und der Deutschen Gesellschaft für Tropenmedizin, Reisemedizin und Globale Gesundheit e. V. (DTG) zu Reiseimpfungen. Epid Bull 2023;14:1–194 |https://doi.org/10.25646/11201.2

Ständige Impfkommission (STIKO) beim Robert Koch-Institut (2023) Stellungnahme zum Einsatz von Pneumokokken-Konjugatimpfstoffen im Säuglings-, Kindes- und Jugendalter. Epid Bull 20:3–5|https://doi.org/10.25646/11419

Tab IJ, Peeva E, Zandmann-Goddard G (2015) Hormonal modulation oft he immune system – a spotlight on the role of porgestogens. Autoimmunitiy Reviews 14(6):536–542

Wagner R, Hildt E (2019) Zusammensetzung und Wirkmechanismen von Adjuvanzien in zugelassenen viralen Impfstoffen. Gesundheitsbl 2019(62):462–471

Website der Nationalen Lenkungsgruppe Impfen (NaLI): Impfungen/Impfempfehlungen A–Z

Website des Paul-Ehrlich-Instituts: Impfstoffe für Menschen. https://www.pei.de/DE/arznei mittel/impfstoffe/impfstoffe-node.html

Website des Paul-Ehrlich-Instituts: Wie die Sicherheit von Arzneimitteln überwacht wird – Eine Einführung. https://www.pei.de/DE/newsroom/hp-meldungen/2023/230505-sicher heit-arzneimittel-ueberwachung.html. Zugegriffen: 1. Juli 2023

Website des Robert Koch-Instituts: Impfungen von A – Z/Ratgeber und FAQ, Faktenblätter, Infektionsepidemiologische Ratgeber

Website der vfa (2020) Die forschenden Pharmaunternehmen: Die Impfungen der Zukunft: Entwicklung und Herstellung. https://www.vfa.de/print/de/arzneimittel-forschung/imp fen/impfstoff-herstellung

Zentrum für Krebsregisterdaten (Stand 30.09.2022): Gebärmutterhalskrebs. https://www.krebsdaten.de/Krebs/DE/Content/Krebsarten/Gebaermutterhalskrebs/gebaermutterhal skrebs_node.html. Zugegriffen: 1. Juli 2023

Printed in the United States
by Baker & Taylor Publisher Services